गर्भवती की देखभाल

प्रस्तुत पुस्तक में रोग, उपचार एवं स्वास्थ्य संबंधी जो उपाय/सुझाव बताए गए हैं उन्हें अपनाने से पूर्व संबद्ध चिकित्सा विशेषज्ञ से परामर्श अवश्य कर लें।

गर्भवती की देखभाल

परवेश हांडा

सहयोग

डॉ. सुरेश शर्मा

एम.डी. (स्त्री रोग एवं प्रसूति)

(हरियाणा सिविल मेडिकल सर्विसेज)

डॉ. राजीव गुप्ता

एम.डी. (रेडियोलॉजी)

डॉ. डी.एस. जसपाल

अध्यक्ष, इंडियन मेडिकल एसोसिएशन, हरियाणा (2000–02)

संरक्षक, इंडियन मेडिकल एसोसिएशन, हरियाणा (2003–04)

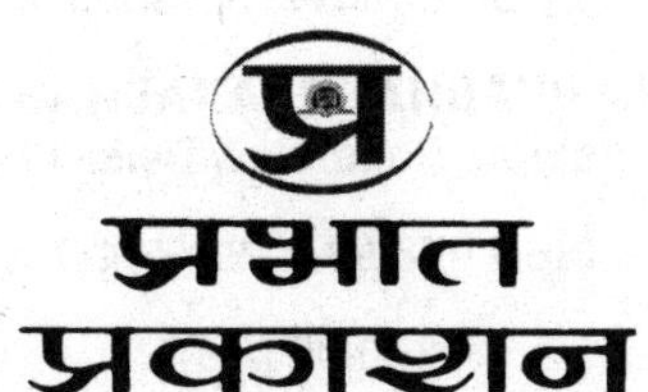

प्रस्तुत पुस्तक में रोग, उपचार एवं स्वास्थ्य संबंधी जो उपाय/सुझाव बताए गए हैं उन्हें अपनाने से पूर्व संबद्ध चिकित्सा विशेषज्ञ से परामर्श अवश्य कर लें।

प्रकाशक

प्रभात प्रकाशन प्रा. लि.

4/19 आसफ अली रोड, नई दिल्ली–110002

फोन : 011–23289777 • हेल्पलाइन नं. : 7827007777

इ–मेल : prabhatbooks@gmail.com ❖ वेब ठिकाना : www.prabhatbooks.com

संस्करण

2024

पेपरबैक मूल्य

तीन सौ रुपए

मुद्रक

आर–टेक ऑफसेट प्रिंटर्स, दिल्ली

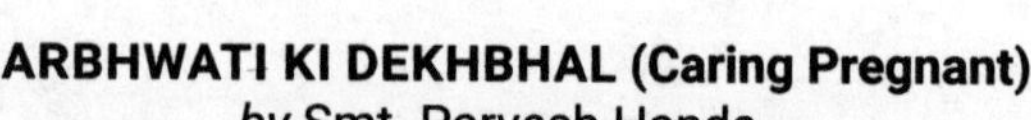

GARBHWATI KI DEKHBHAL (Caring Pregnant)
by Smt. Parvesh Handa

Published by **PRABHAT PRAKASHAN PVT. LTD.**
4/19 Asaf Ali Road, New Delhi-110002

ISBN 978-93-5186-744-9

₹ 300.00 (PB)

मातृशक्ति
को

अनुक्रम

1. **माँ बनना चाहती हूँ** **11**
शारीरिक रचना 12
पुरुष प्रजनन अंग 13
स्त्री प्रजनन अंग 13
गर्भ कैसे ठहरता है? 15
मासिक धर्म 16
गर्भवती के लिए जानने योग्य बातें 17
2. **गर्भावस्था का प्रथम चरण** **18**
गर्भ ठहरने के लक्षण 18
अपनी डायरी में दर्ज करना न भूलें 19
इनकी नियमित जाँच जरूरी है 20
प्रथम चरण के दौरान आवश्यक तथ्य 22
इनसे बचिए 23
डॉक्टर से तुरंत सलाह लें, यदि 24
कुछ आवश्यक तथ्य 24
गर्भपात क्यों होता है? 24
इपिसिटोमियो 25
3. **गर्भावस्था का दूसरा चरण** **27**
द्वितीय चरण में आवश्यक परिवर्तन 29
कैसा आहार लें? 29
गर्भवती क्या खाए, क्या न खाए? 30
गर्भवती स्त्रियों द्वारा पूछे जानेवाले कुछ प्रश्न 30

	कुछ आवश्यक सुझाव	32
	गर्भवती की समस्याएँ व सुझाव	33
4.	**गर्भावस्था का तीसरा चरण**	**38**
	आप जानना चाहेंगी	39
5.	**स्तनपान**	**45**
	गर्भवती के लिए कुछ महत्त्वपूर्ण बातें	52
6.	**गर्भधारण व प्रसवोपरांत विभिन्न वक्ष समस्याएँ**	**55**
	चूचुकों से तैलीय स्राव	55
	स्तनपान के समय पेट के निचले भाग में दर्द रहना	55
	वक्ष-शिराओं में दूध का जमाव	56
	मास्टाइटिस	56
	वक्ष के अंदर मवाद भरे फफोले होना	56
	चूचुकों की त्वचा फटना व दरारें पड़ना	57
	फटे हुए चूचुकों की देखभाल	58
	कुछ सवाल जो हर गर्भवती जानना चाहती है	58
7.	**गर्भकाल : गर्भवती की समस्याएँ**	**63**
	बवासीर	63
	उच्च रक्तचाप	64
	पेट दर्द	64
	श्वेत प्रदर	64
	चर्म रोग	65
	गर्भावस्था के दौरान विषमताएँ	65
	प्रातःकालीन आरोग्यता	66
	कब्ज	66
	तनाव	67
	आर.एच. ब्लड ग्रुप	67
	वक्षस्थल में सूजन	67
	पेट दर्द	67
	पेट में गैस बनना	67
	नाल (प्लेसेंटा) कट जाना	68
	रक्त की कमी	68

	बदहजमी	68
	गुरदे का दर्द	69
	डायरिया	69
	मांसपेशियों में ऐंठन	69
	गुप्तांगों में खुजलाहट व दर्द	70
	योनि-मार्ग से रक्तस्राव	70
	इनसोमेनिया	70
	हृदय रोग	71
	गर्भपात	71
	वक्ष में पीड़ा	72
	सिर दर्द	72
	बार-बार पेशाब आना	72
	पेशाब में रुकावट	72
	गुप्तांग में जलन	72
	पीलिया	73
	जरायु की स्थानच्युति	73
	कामोन्माद	73
8.	**जब माँ बनने का अवसर हो**	**74**
	प्रसव की तैयारी	75
	प्रसव पीड़ा के तीन चरण	76
	पाठकों से प्राप्त कुछ समस्याएँ व उनके सुझाव	76
	एक आवश्यक तथ्य (कमर की झुर्रियाँ)	78
9.	**क्या आप अपने शारीरिक वजन के प्रति सतर्क हैं?**	**80**
	प्रसवोपरांत शारीरिक स्थूलता क्यों?	81
	शारीरिक स्थूलता से बचने के उपाय	81
	प्रसवोपरांत कैसा आहार लें?	82
	प्रसवोपरांत इन खाद्य पदार्थों से बचें	82
	गर्भावस्था एवं प्रसवोपरांत व्यायाम	83
	सावधान! आपका शरीर स्थूल होनेवाला है, यदि आपके—	86
	आप मोटापे से शीघ्र प्रभावित होनेवाली हैं, यदि आपको—	86
	आपको क्या करना चाहिए?	87

आपको क्या नहीं करना चाहिए? 87
प्रसवोपरांत पूछे जानेवाले कुछ सवाल 87
गर्भवती महिलाओं के लिए यौगिक व्यायाम 89
10. गर्भवती के लिए जानना जरूरी है 96
बाँझपन 96
लिकोरिया 97
मासिक धर्म की गड़बड़ी 98
प्रोलैप्स 99
यौन रोग 99
महिलाओं में कैंसर 107
मीनोपाज 108
कुछ असामान्य स्थितियाँ 109
मीनोपाज अवधि के दौरान क्या करें? 110
महिलाओं के ऑपरेशन के बारे में सुझाव 110
11. नवजात शिशु के बारे में कुछ जानकारियाँ 112
बच्चों की जानलेवा बीमारियाँ 112
'सिजेरियन' ऑपरेशन से डिलिवरी 114
नवजात शिशु को दुग्ध-आहार 116
'प्री-मैच्योर' प्रसव 118
बच्चे का सही पोषण 118
बच्चे का बिस्तर पर पेशाब करना 121
जोड़ों में सूजन और शरीर पर दाने व छाले होना 122
बच्चे की देखभाल 122
बच्चे का लगातार रोना 123
शिशु की अस्वस्थता 123
शिशु को रोगों से बचाएँ 123
प्रतिरक्षात्मक टीके 125
बच्चों में कैंसर व एड्स 125

1

माँ बनना चाहती हूँ

यदि आपने माँ बनने का फैसला कर लिया है तो इन बातों पर ध्यान देना आवश्यक है—

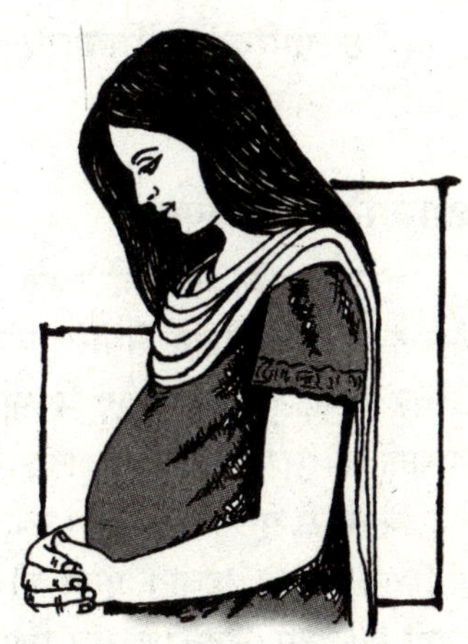

1. **आयु :** माँ बनने के लिए बीस से तीस वर्ष की आयु उपयुक्त होती है। बीस वर्ष से पूर्व व पैंतीस वर्ष की आयु के बाद ठहरनेवाले गर्भ में गर्भिणी को अपेक्षाकृत अधिक कठिनाई होती है।
2. **स्वास्थ्य :** याद रहे, पूर्णतया स्वस्थ स्त्री ही मातृत्व का सुख भोग सकती है। अपने आहार-विहार की ओर आपको स्वयं ध्यान रखना चाहिए।
3. **वजन :** यदि आप शारीरिक रूप से दुर्बल हैं तो आनेवाली संतान कमजोर होगी अथवा शिशु का जन्म निश्चित समय से पूर्व होने का डर रहता है। वैसे भी देखा गया है कि ऐसी महिलाओं को गर्भावस्था में एवं प्रसवोपरांत अत्यधिक कठिनाई होती है।
4. **डॉक्टरी परीक्षण :** माँ बनने का फैसला करने से पूर्व अपने शरीर की पूरी जाँच करवानी चाहिए। डायबिटीज, उच्च रक्तचाप, हृदय रोग एवं शरीर में रक्त का अभाव (एनीमिया) की जाँच अवश्य करवानी चाहिए

तथा माँ बनने से पूर्व इनपर नियंत्रण होना जरूरी है।

5. **इनसे बचें :** यदि आपने माँ बनने का निश्चय कर लिया है तो औषधियों का सेवन, एक्स-रे की किरणें, कुत्ते या बिल्ली से संपर्क, धूम्रपान, मदिरापान आदि से स्वयं को बचाइए।
6. **मौखिक परिवार नियोजन साधन :** यदि आप परिवार नियोजन के लिए मौखिक साधनों (गोलियों आदि द्वारा) का प्रयोग कर रही हैं तो सामान्य मासिक धर्म की प्रतीक्षा करनी चाहिए और तब तक केवल 'कंडोम' ही प्रयोग करें।
7. **गर्भ धारण की पूर्व योजना :** मातृत्व का सुख भोगनेवाली स्त्रियों को अगली संतान के लिए कम-से-कम दो वर्ष का अंतर होना चाहिए। यदि पहली संतान का जन्म 'सिजेरियन' ऑपरेशन द्वारा हुआ हो तो दो संतानों के जन्म के बीच की अवधि और बढ़ा दें। याद रहे, यह अवधि कम होने पर गर्भाशय पर बुरा प्रभाव पड़ता है।
8. **पारिवारिक विकार :** अपने डॉक्टर को ऐसे विकारों से अवश्य अवगत कराएँ।

शारीरिक रचना

मनुष्य की शारीरिक रचना पर विस्तार से चर्चा करना यहाँ संभव नहीं। यहाँ केवल स्त्री-पुरुष लिंग निर्धारण करनेवाले और उनके प्रजनन अंगों की चर्चा करना उचित होगा; चूँकि इस युग में भी कई स्त्रियों को अपने व अपने यौन-संगी के यौनांगों की सही वैज्ञानिक जानकारी नहीं होती तथा संकोच एवं लज्जा के कारण वह किसी से पूछती भी नहीं। स्त्री की अधिकांश जननेंद्रियाँ शरीर के भीतरी भाग में स्थित होती हैं, जबकि पुरुष की जननेंद्रियाँ अधिकांशतः शरीर के बाहरी भाग में रहती हैं। इनमें अंडकोश और लिंग प्रमुख हैं।

पुरुष प्रजनन अंग

लिंग और अंडकोश मुख्य बाह्य अंग हैं। अग्रिम भाग में लटकनेवाले लिंग के मुख्यतः तीन भाग—मूल, दंड और मुंड—हैं। मूल भाग के पीछे दो अंडकोश होते हैं, जो शुक्राणु उत्पन्न करते हैं, जिनमें से कोई समर्थ शुक्राणु स्त्री के डिंब से मिलकर नए जीव की रचना करता है। मूल, मुंड व दंड जुड़े होते हैं, जिसके केंद्र में मूत्र और वीर्य वाहिनी नली होती है, जो मुंड पर आकर खुलती है। वास्तव में

अंडकोश दो अंडाकार ग्रंथियाँ हैं, जिनके अंदर बहुत बारीक नलिकाओं का एक समूह निहित रहता है। अंडकोश दो महत्त्वपूर्ण वस्तुओं शुक्र-कीट एवं पुरुष हारमोंस का उत्पादन करते हैं। शुक्र-कीट से गर्भ स्थिति होती है और पुरुष हारमोंस एक ऐसा स्राव होता है, जिससे पुरुष में पुरुषत्व शक्ति आती है। सहवास के समय स्खलित वीर्य में लगभग बीस करोड़ शुक्राणु होते हैं जो स्त्री डिंब से संयोग करके निषेचन क्रिया करते हैं, तत्पश्चात् अंड नलिका द्वारा गर्भाशय में आ जाते हैं।

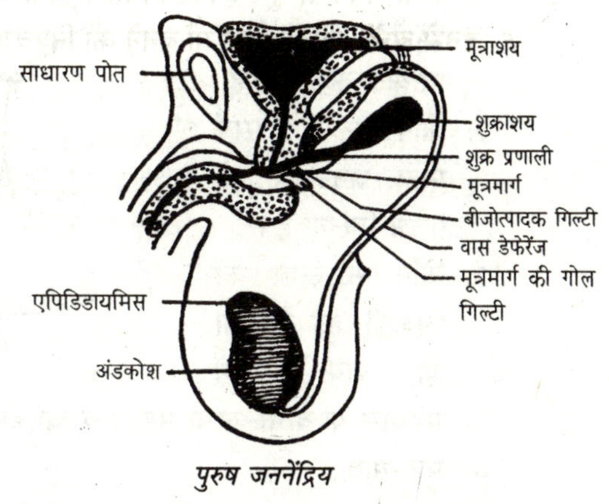

पुरुष जननेंद्रिय

पुरुष की जननेंद्रियों का एक अन्य महत्त्वपूर्ण अवयव पौरुष ग्रंथि है, जो आगे की ओर मूत्राशय के मूल भाग में रहती है तथा मूत्र नलिका इस ग्रंथि के मध्य से होकर गुजरती है और दोनों शुक्रकोश इसके पृष्ठ भाग में रहते हैं। मैथुन के अंत में स्खलन के समय जो शुक्र-स्राव होता है, उसमें पौरुष ग्रंथि का स्राव भी शामिल रहता है। यह स्राव बहुत महत्त्वपूर्ण होता है और इससे शुक्र-कीटों को संरक्षण मिलता है, उनमें गति-वृद्धि होती है। क्षारीय प्रतिक्रियावाले इस स्राव का रंग दूधिया होता है और इससे एक विशेष प्रकार की गंध निकलती है जो शुक्र-गंध के रूप में पहचानी जाती है। पुरुष जननेंद्रियों में कूपर ग्रंथियों का विशेष महत्त्व होता है। मानसिक रूप से कामोत्तेजना होने अथवा संभोग के लिए तैयारी करते समय लिंग के मुख पर चिपचिपा सा स्राव आ जाता है, जो इन कूपर ग्रंथियों का ही होता है।

स्त्री प्रजनन अंग

एक सर्वेक्षण के दौरान पाया गया कि अधिकांश स्त्रियाँ स्वयं अपने प्रजनन अंगों की जानकारी नहीं रखतीं। भग, भगोष्ठ और भगनासा बाह्य जननेंद्रियों में आते हैं जबकि डिंब ग्रंथियाँ, डिंब प्रणालियाँ, गर्भाशय और योनि भीतरी जननेंद्रियाँ हैं। स्त्रियों के शरीर में प्रजनन अंग इस प्रकार होते हैं—

1. योनि की बाहरी परत, जिसे भग प्रदेश कहते हैं। यह थोड़ा उठा हुआ

गद्दीदार भाग है, जिस पर यौन-केश उगते हैं।

2. योनि-द्वार जिसमें पुरुष जननेंद्रिय को प्रवेश मिलता है।
3. योनि के ऊपर की सिकुड़ी हुई झिल्ली जो प्रायः प्रथम सहवास या कभी-कभी पहला बच्चा होने पर टूट जाती है।

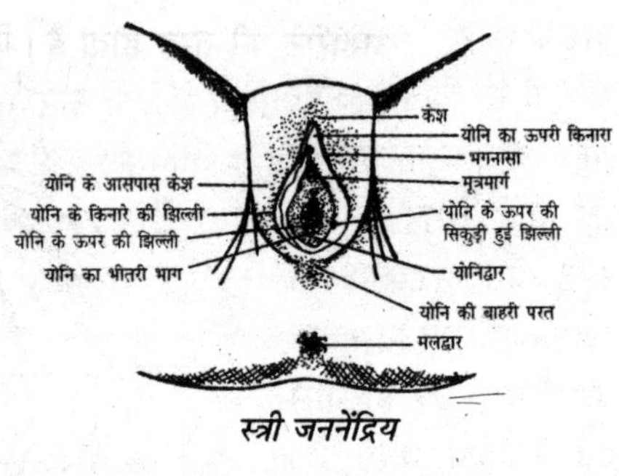

स्त्री जननेंद्रिय

4. मूत्र-मार्ग।
5. **भगनासा :** लघु भगोष्ठों के ऊपर केंद्र में स्थित अत्यंत संवेदनशील छोटी सी ग्रंथि, जिसका आकार बड़े मटर के दाने के बराबर होता है, परंतु ऊपर से यह त्रिकोणाकार सी होती है। वैज्ञानिकों का कहना है कि भगनासा महिलाओं में पुरुष लिंग का प्रतिरूप है, जो सहवास के समय उत्तेजित हो स्त्री को आनंद प्रदान करती है।
6. **भगोष्ठ :** योनि-मार्ग के आस-पास के उठे हुए भाग भगोष्ठ कहलाते हैं, जिनमें चरबी की एक परत रहती है।
7. **गर्भाशय :** यह पेट के निचले भाग में 3 इंच × 2 इंच × 1 इंच आकार में नाशपाती के आकार का होता है, जिसके आगे मूत्राशय और पीछे मलाशय होता है। गर्भाशय एक झिल्ली से सुरक्षित रूप से ढका होता है। यह झिल्ली तैलीय और चिकनी होती है, जिसमें संक्रमण द्वारा किसी रोगाणु का लगना खतरनाक होता है। गर्भाशय की दीवार में तंतुओं की परत होती है। योनि-छिद्र से गर्भाशय लगभग 1 इंच लंबी गर्भ-ग्रीवा द्वारा जुड़ा होता है। प्रकृति ने सारे प्रजनन तंत्र को बहुत लचीला बनाया है।
8. **अंडाशय (ओवरीज) :** गर्भाशय के दोनों ओर, उदर के निचले भाग में स्थित अंडाशय या डिंबाशय संख्या में दो होते हैं, जिनका आकार

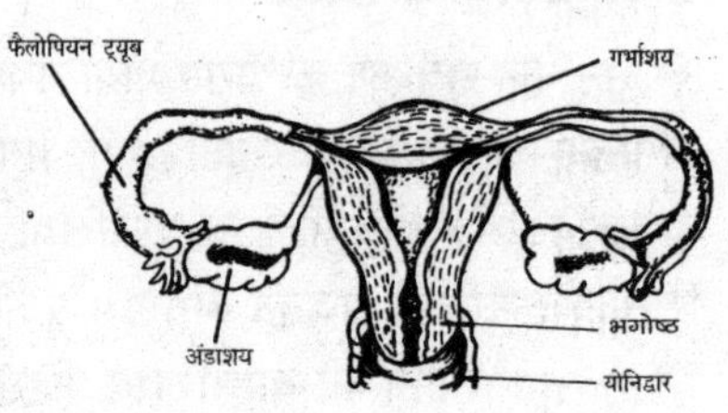

अखरोट की तरह होता है। किशोरावस्था के बाद हर महीने इनमें से एक अंडाशय में एक अंड या डिंब या स्त्री बीज तैयार होता है।

9. **अंडवाहिनी नलिका (फैलोपियन ट्यूब) :** लगभग 4 इंच लंबी यह नलिका अंडाशय से गर्भाशय तक जुड़ी रहती है। अंडाशय से निकलकर अंड या डिंब इस नलिका में से होकर ही गर्भाशय की ओर आता है और इस दौरान सहवास द्वारा यदि उसका संगम पुरुष वीर्य के समर्थ शुक्राणु से हो जाए तो गर्भ ठहर जाता है।

10. **स्तन :** किशोरावस्था में स्तन विकसित होते हैं, जिनका पूर्ण विकास स्त्री के माँ बनने तक होता है। स्तन के अंदर दुग्ध ग्रंथियाँ सक्रिय होकर शिशु के लिए दूध का उत्पादन करती हैं। यौन संवेदना में भी ये सक्रिय भूमिका निभाते हैं।

11. **डिंब ग्रंथियाँ :** गर्भाशय के दोनों ओर कुछ फासले पर बादाम के आकार की एक-एक ग्रंथि होती है, जिन्हें डिंब ग्रंथियाँ कहा जाता है। इन ग्रंथियों का कार्य बहुत कुछ पुरुष के अंडकोशों के समान होता है। अंडकोशों में शुक्र-कीटों का निर्माण होता है और डिंब ग्रंथियाँ डिंबोत्पादन करती हैं। डिंबोत्पादन के अलावा इन ग्रंथियों से एक विशेष प्रकार के हारमोंस भी निकलते हैं जो कि स्त्रियों में स्त्रीत्व पैदा करते हैं। नारी में कोमलता, लज्जा, लावण्य और सुकुमारता इन्हीं हारमोंस की देन है। ये डिंब ग्रंथियाँ साधारणतः चालीस-पैंतालीस वर्ष की आयु तक ही क्रियाशील रहती हैं। इसके बाद ये डिंब मोचन कार्य बंद कर देती हैं और स्त्रियों में मासिक धर्म होना भी बंद हो जाता है।

गर्भ कैसे ठहरता है?

कामोत्तेजित होकर जब दंपती संभोगरत होते हैं तो लिंग और योनि के घर्षण के बाद दंपती चरम सुखानुभूति की सीमा पर पहुँचकर स्खलित हो जाते हैं और स्खलन के बाद ही गर्भ स्थिति का अध्याय

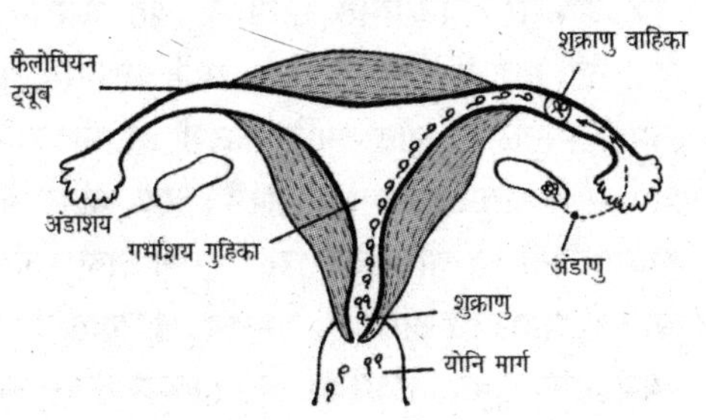

प्रारंभ होता है। स्खलन में लगभग 10 ग्राम पुरुष वीर्य में लाखों शुक्र-कीट होते हैं। दूसरी ओर स्त्री स्खलन में विशेष स्राव नहीं निकलता बल्कि एक कंपन की अनुभूति होती है, जिसे स्खलन की संज्ञा दी जाती है और इसके बाद ही स्त्री तृप्ति का अनुभव करती है। योनि से निकलनेवाले स्राव से मिलकर वीर्य कुछ पतला पड़ जाता है तथा शुक्र-कीट आगे बढ़ते हैं और गर्भाशय मुख में प्रवेश पा जाते हैं। गर्भाशय मुख से चलकर डिंब तक पहुँचने में शुक्र-कीट को प्राय: 8 से 9 इंच का फासला तय करना पड़ता है और शुक्र-कीट की रफ्तार प्राय: 1/6 इंच प्रति मिनट होती है। इस प्रकार इसे गंतव्य स्थान तक पहुँचने के लिए लगभग एक घंटा लग जाता है। याद रहे, शुक्र-कीट गर्भाशय मुख को दो ही मिनट में पार कर लेते हैं, इसके बाद कोई भी गर्भ-निरोधक उपाय कारगर नहीं हो सकता। गर्भाशय मुख में प्राय: सैकड़ों शुक्र-कीट पहुँच जाते हैं, किंतु एक ही शुक्र-कीट डिंबाणु से मिलकर उसे उत्पादक बनाता है, शेष सब मर जाते हैं।

मासिक धर्म

मासिक धर्म कोई बीमारी नहीं, एक शारीरिक क्रिया है। इसे किशोरावस्था के अंत का संकेत माना जाए तो उचित होगा। मासिक धर्म शुरू होने की अवधि इक्कीस से तीस दिनों तक की हो सकती है। वैसे सही औसत अवधि अट्ठाईस दिन होती है। मासिक धर्म का स्राव प्राय: तीन से छह दिन तक दो से पाँच औंस की मात्रा में होता है। गर्भाधान के उपरांत नौ मास तक मासिक धर्म नहीं होता। प्रारंभिक एक-दो वर्ष तक मासिक धर्म अकसर अनियमित रहता है, यह घबराने की बात नहीं। कभी-कभी अधिक सर्दी, बीमारी, यात्रा, चिंता, मानसिक चोट आदि कारणों से भी मासिक धर्म में रुकावट उत्पन्न होती है। यह अनियमितता स्थायी बनी रहे तो डॉक्टर से परामर्श लेना चाहिए। मासिक धर्म के दौरान रक्त-स्राव से कमजोरी आती है, यह धारणा गलत है। वास्तव में माहवारी एक प्रकार का व्यर्थ टिश्यू युक्त अतिरिक्त रक्त होता है, जिसका निष्कासन जरूरी होता है, लेकिन

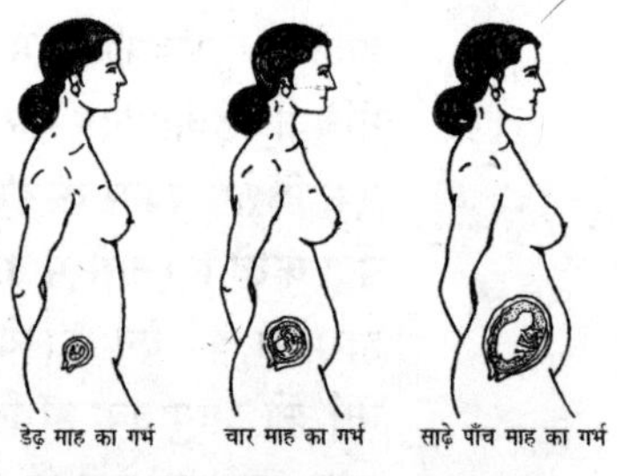

डेढ़ माह का गर्भ चार माह का गर्भ साढ़े पाँच माह का गर्भ

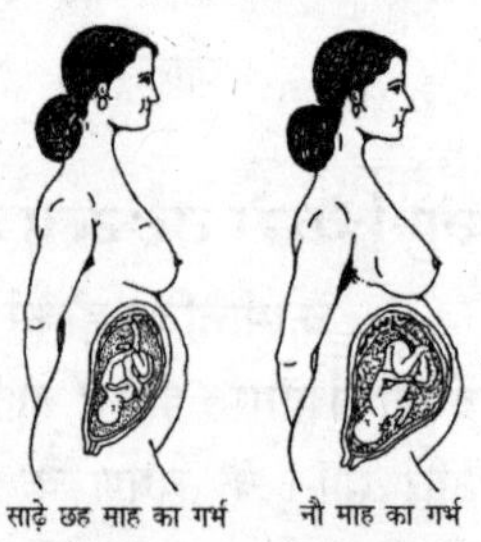

साढ़े छह माह का गर्भ नौ माह का गर्भ

गर्भ ठहरने पर शिशु-पोषण के लिए प्रकृति इसका शोधन कर रोक लेती है।

मासिक धर्म के दौरान स्त्रियों को नित्य स्नान करना, सफाई व स्वच्छता का पूरा ध्यान रखना, पति-संसर्ग से बचना, पूर्ण विश्राम करना और हलका व पौष्टिक भोजन लेना चाहिए। इन दिनों तली हुई वस्तुओं, मिर्च-मसालेदार, खटाईवाली चीजों, मिठाई, आइसक्रीम आदि का सेवन नहीं करना चाहिए। यदि माहवारी में रक्त खुलकर न आता हो तो गरम पानी से स्नान करना और गरम पेय लेना लाभदायक रहता है। मासिक धर्म के दिनों में कब्ज होने पर मुँहासे, झाँइयाँ और अन्य बीमारियाँ होने का डर रहता है।

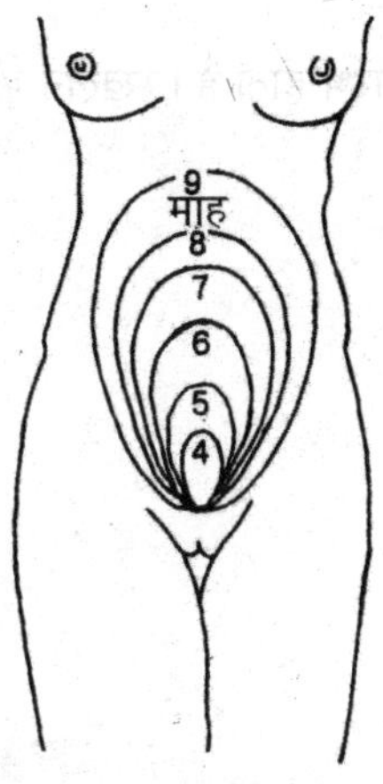

पूर्ण प्रसवावस्था

गर्भवती के लिए जानने योग्य बातें

★ माँ के गर्भ में जब शिशु बत्तीस दिन का होता है तो प्रथम चिह्नों के रूप में केवल सिर व चेहरे के मुख्य अंग ही स्पष्ट हो पाते हैं।

★ गर्भ में चालीसवें दिन शिशु के मस्तिष्क व आँखों की रचना हो चुकी होती है।

★ गर्भ के छियालीसवें दिन गर्भस्थ शिशु के सभी अंग—हाथ, पाँव तथा उँगलियाँ बन जाती हैं, लेकिन इन अंगों की अपेक्षा सिर अनुपात में बहुत बड़ा होता है।

★ गर्भ के साठ दिन बाद बाँहें व टाँगें बढ़ने लगती हैं, लेकिन शरीर की अपेक्षा सिर का आकार बड़ा होता है।

★ लगभग एक सौ बीस दिन बाद गर्भ में शिशु विकसित आकार धारण कर लेता है तथा सभी अंगों की पहचान संभव होती है।

★ लगभग एक सौ अस्सी दिन बाद गर्भ में शिशु के सिर पर बाल उगने लगते हैं व शरीर की रचना पूर्ण हो जाती है। शिशु गर्भ में हिलने-डुलने लगता है।

★ कई बार दो सौ दस दिनों बाद समय से पूर्व बच्चा जन्म ले लेता है। याद रहे, इस अवस्था में जन्म लेनेवाले बच्चे का विकास अधूरा व बच्चा बहुत कमजोर व आकार में छोटा होता है। ऐसे बच्चे को 'इंक्यूवेटर' में रखकर पालना चाहिए, जिससे शरीर को पर्याप्त गरमी पहुँचती है। याद रहे, आठवें माह के दौरान जनमे बच्चे प्रायः नहीं बच पाते।

□

2

गर्भावस्था का प्रथम चरण

आखिरी माहवारी के पहले दिन से दो सौ अस्सी दिनों बाद प्रायः शिशु जन्म लेता है। उदाहरण के लिए, आखिरी माहवारी 17 जून को प्रारंभ होने पर प्रसव की संभावना 22 मार्च के दिन होती है। यह संभावना शत-प्रतिशत सत्य नहीं। गर्भधारण के चालीस सप्ताहों को प्रायः तीन चरणों में विभाजित किया जाता है—

प्रथम चरण : प्रथम से बारहवें सप्ताह की अवधि।

द्वितीय चरण : तेरहवें से अट्ठाईसवें सप्ताह तक की अवधि।

तृतीय चरण : उनतीसवें से चालीसवें सप्ताह तक की अवधि।

गर्भ ठहरने के लक्षण

माहवारी का न आना इस बात की गारंटी नहीं कि गर्भ ठहर गया है। कई बार गर्भ ठहर जाने के बावजूद तीन महीने तक गर्भवती को खून आने की शिकायत रहती है, लेकिन यह अवधि वास्तविक मासिक धर्म की अपेक्षा कम होती है। गर्भवती महिला को यदि रक्त आना जारी रहे तो समस्या गंभीर जानकर तुरंत डॉक्टरी उपचार करवाना चाहिए। क्या वास्तव में गर्भ ठहर गया है, इसके मुख्य लक्षण इस प्रकार हैं—

1. मासिक धर्म का रुक जाना।
2. वक्षस्थल में भारीपन।
3. जी मिचलाना व उलटी होना।
4. थकान व शरीर में दर्द।

5. शरीर में सुस्ती रहना।
6. योनि-मार्ग से पानी बहना।
7. मुँह का स्वाद बदलना।
8. बार-बार पेशाब आना।
9. किसी विशेष भोजन को खाने अथवा न खाने की इच्छा होना।

अच्छा तो यही रहेगा कि गर्भ ठहरने की आशंका होने पर डॉक्टर से परीक्षण करवाएँ। मूत्र की जाँच द्वारा 'प्रेगनेंसी टेस्ट' संभव है। यह जाँच माहवारी न होने पर दस दिन बाद किसी डॉक्टर अथवा स्वयं की जा सकती है। इसके लिए बाजार में तैयार 'टेस्ट किट' उपलब्ध है, जिस पर लिखे निर्देशानुसार मूत्र की जाँच सहज रूप से की जा सकती है। जाँच के लिए हमेशा प्रातः के पहले पेशाब का नमूना एकत्र करना चाहिए। जाँच में गर्भ ठहरने के लक्षण प्राप्त होने पर डॉक्टर से परामर्श लेना चाहिए। मासिक धर्म रुक जाने की अवधि से लेकर गर्भ धारण की पुष्टि होने तक किसी औषधि का सेवन डॉक्टरी परामर्श के बिना कदापि न करें। ऐसी हालत में 'एक्स-रे' भूल से भी नहीं करवाना चाहिए। डॉक्टर से परीक्षण अथवा उपचार करवाते समय उसे माहवारी रुकने संबंधी सही जानकारी देनी चाहिए।

अपनी डायरी में दर्ज करना न भूलें

1. पिछली बार प्रारंभ हुए मासिक धर्म की तारीख।
2. मासिक धर्म की अवधि एवं रक्तस्राव की स्थिति।
3. पूर्व मासिक धर्म का अंतराल व समय अर्थात् यदि पूर्ववत् माहवारी लगभग तीस दिन के अंतर पर चार दिनों तक रहती हो तो डॉक्टरी भाषा में इसे 4/30 की संज्ञा दी जाती है।
4. आपकी शादी हुए कितने वर्ष बीत चुके हैं।
5. आप किस प्रकार के और कब से परिवार नियोजन के उपाय करती हैं। यदि आप परिवार नियोजन के लिए कोई भी उपाय प्रयोग में नहीं ला रही हैं तो ये कब से बंद किए हुए हैं।
6. इससे पूर्व गर्भ कब और कितनी बार ठहर चुका है। प्रसव होने की स्थिति में पूरा विवरण दें। यदि कोई समस्या हुई हो तो इसकी जानकारी दी जानी चाहिए। पिछले प्रसव के दौरान हुए बच्चे का जन्म के समय वजन व बच्चे को स्तनपान कराने की अवधि।
7. पूर्व में कभी गर्भपात होने की जानकारी।

8. पूर्व में कभी ऑपरेशन हुआ हो, इसकी पूर्ण जानकारी।
9. यदि कोई उपचार चल रहा हो, तो इसका विवरण।
10. आपके स्वास्थ्य संबंधी पूर्ण जानकारी। भूतकाल में कभी लंबी बीमारी, विशेषकर मधुमेह, उच्च रक्तचाप, हृदय रोग आदि रही हो तो इसका पूरा विवरण दें।
11. क्या आपके पति अथवा कोई निकट संबंधी किसी आनुवंशिक रोग से पीड़ित तो नहीं।
12. यदि पूर्व में 'एक्स-रे' करवाया हो या अधिक मात्रा में औषधियों का सेवन किया गया हो।
13. पेशाब नलिका या इसके आस-पास की त्वचा पर कभी फफोले हुए हों अथवा जलन रहती हो।
14. यदि 'सिस्टाइटिस' की शिकायत रहती हो। इस रोग में पेशाब नलिका व आस-पास के क्षेत्र में दर्द, पेशाब करते समय तीव्र जलन, बार-बार पेशाब आना, हर समय पेशाब आने की संभावना, संभोग करते समय गुप्तांगों में पीड़ा होना, पीठ में दर्द, पेशाब में यदा-कदा रक्त आने की शिकायत रहती है। इस रोग के लक्षण देखते ही तुरंत डॉक्टरी जाँच करवानी चाहिए। इसका उपचार न किए जाने पर कष्टकर प्रसव झेलना पड़ सकता है।

इनकी नियमित जाँच जरूरी है

1. **कद :** यदि आपका कद 4 फुट 8 इंच से कम है, संभव है प्रसव के समय छोटे व हड्डी-युक्त योनि-मार्ग के कारण आपको अधिक तकलीफ हो। ऐसी स्त्रियों को ऑपरेशन द्वारा प्रसव के लिए तैयार रहना चाहिए।
2. **वजन :** हर बार डॉक्टरी परीक्षण के लिए जाने पर वजन की जाँच करवानी चाहिए, ताकि जान सकें कि वजन की वृद्धि सही अनुपात में हो रही है।
3. **नाड़ी-परीक्षण :** समय-समय पर नाड़ी गति की जाँच करवानी चाहिए।
4. **रक्तचाप :** समय-समय पर इसकी जाँच करवानी आवश्यक है। रक्तचाप 140/90 से अधिक होने पर डॉक्टरी उपचार करवाना चाहिए।
5. **शारीरिक सफाई :** स्वस्थ गर्भाधान के लिए शरीर की संपूर्ण सफाई रखना जरूरी है।
6. **खून का अभाव :** जीभ, आँख व नाखूनों के द्वारा इसकी जाँच संभव है। रक्त का अभाव अनेक अनियमितताओं को जन्म देता है।

7. **सूजन** : टाँगों, पैरों, हाथों आदि पर सूजन होना भी गर्भकाल के दौरान एक समस्या होती है। इन लक्षणों के प्रकट होने पर डॉक्टर की सलाह लेनी चाहिए।

8. **हृदय व फेफड़े** : महीने में एक बार डॉक्टरी परीक्षण के समय इनकी जाँच अवश्य करवाएँ।

9. **वक्षस्थल** : समय-समय पर वक्षस्थल की जाँच अवश्य करवानी चाहिए। वक्षों में कभी कोई गाँठ मालूम पड़े, वह छोटी हो या बड़ी, दर्द करती हो या नहीं, कैंसर की प्रारंभिक स्थिति हो सकती है, अत: इसे बेझिझक डॉक्टर को दिखाएँ। सप्ताह में एकाध बार स्नान करते समय हथेली से वक्षस्थल दबाकर जाँच की जानी चाहिए तथा देखती रहें कि कोई छोटी-मोटी गाँठ तो नहीं बन रही। अपने स्तनों की जाँच इस प्रकार कर सकती हैं—

   दर्पण के सामने खड़ी होकर देखें कि स्तनों के आकार में कोई परिवर्तन तो नहीं। अब दोनों हाथ ऊपर उठाएँ और एक बार पुन: जाँच करें। अब पीठ के बल लेटकर नीचे तकिया रखें और बारी-बारी से दोनों हाथ ऊपर ले जाकर दूसरे हाथ से स्तन निरीक्षण करें, कहीं कोई गाँठ तो नहीं प्रतीत हो रही है। अब ध्यानपूर्वक बारी-बारी से स्तनों के आस-पास के उभार व त्वचा की जाँच करें। अंत में दोनों वक्षों के चूचुकों को ध्यानपूर्वक जाँचें, अगर जरा सा परिवर्तन नजर आए या गाँठ का अहसास हो या वक्षों के अंदर पीड़ा महसूस हो तो अविलंब डॉक्टर से परामर्श लेना चाहिए।

10. **गर्भाशय** : गर्भ ठहरने की अवस्था में लगभग बारह सप्ताह तक बाहरी अंगों द्वारा गर्भाशय की जाँच संभव नहीं। छह से दस सप्ताह के बीच अंदर अँगुलियाँ डालकर आपकी डॉक्टर गर्भ संबंधी कुछ जानकारी दे सकती है। जाँच के लिए गर्भवती को परीक्षण-टेबल पर पीठ के बल सीधा लिटा दिया जाता है और धीरे-धीरे घुटने उठाकर पाँवों के नीचे टेबल पर टिका दिए जाते हैं। पहले डॉक्टर योनि-मार्ग में एक विशेष यंत्र 'स्पेक्युलम'

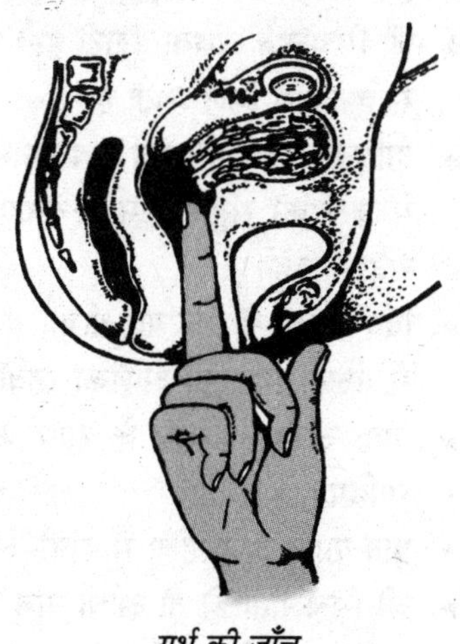

गर्भ की जाँच

(Speculum) डालकर परीक्षण करता है। इस दौरान गर्भवती महिला को जाँघों के आस-पास की शिराओं को ढीला छोड़कर बेझिझक धीरे-धीरे लंबी श्वास लेनी चाहिए। इसके पश्चात् डॉक्टर दस्ताने पहनकर सामने की दो अँगुलियों को योनि-मार्ग में डालकर गर्भाशय पर दबाव डालकर गर्भ की स्थिति की जाँच करती है।

11. **रक्त की जाँच :** 'हीमोग्लोबिन टेस्ट' द्वारा रक्त में लौह-तत्त्वों की कमी की नियमित जाँच की जानी चाहिए।
12. **ब्लड-ग्रुप परीक्षण :** रक्त कई प्रकार का—अर्थात् 'ए', 'बी', 'ओ', 'आर एच' का होता है। 'आर एच' नेगेटिव ब्लड-ग्रुपवाली स्त्रियों की गर्भावस्था एवं प्रसव के समय विशेष देखभाल करनी पड़ती है।
13. **वी.डी.आर.एल. टेस्ट :** इस परीक्षण द्वारा जाँच की जाती है कि कहीं यौन क्रिया द्वारा गर्भिणी के शरीर में यौन रोग के कीटाणु समावेश न कर गए हों। रोग के लक्षण होने पर प्रसव से लगभग बीस सप्ताह पूर्व उपचार किया जाना आवश्यक होता है।
14. **पेशाब की जाँच :** डॉक्टर के पास प्रत्येक बार जाँच करवाने के लिए जाते समय पेशाब की जाँच करवाना न भूलें।

प्रथम चरण के दौरान आवश्यक तथ्य

★ हर महीने अपने डॉक्टर से स्वास्थ्य संबंधी सलाह लें।

★ जी मिचलाने अथवा उलटी होने पर डॉक्टर को दिखाएँ। दवा द्वारा इस समस्या से छुटकारा मिल जाता है।

★ अधिक उलटी होने की अवस्था में तुरंत डॉक्टरी उपचार करवाना चाहिए। शरीर में जल की संतुलित मात्रा बनाए रखने के लिए संभव है आपको 'ग्लूकोज' चढ़ाना पड़े।

★ दिन में छह से सात बार थोड़ी-थोड़ी मात्रा में आहार लेना चाहिए। भर पेट खाने से उलटी होने की आशंका रहती है।

★ प्रातः उठते ही चाय के साथ केवल बिस्कुट अथवा सूखी 'रस्क' ही लेनी चाहिए।

★ प्रातःकाल ताजा हवा में लंबी-लंबी श्वास लें।

★ जी मिचलाता हो तो आधा नीबू काटकर चूसना चाहिए।

★ गर्भ ठहरने के प्रारंभिक काल के समय हारमोंस परिवर्तन के कारण शरीर

थका-थका सा महसूस होता है। इस दौरान अधिक-से-अधिक विश्राम करना चाहिए।

- ★ इस अवस्था में रात्रि के समय आठ से दस घंटे तथा दिन के समय कम-से-कम दो घंटे विश्राम करना जरूरी है।
- ★ कभी-कभार गर्भिणी को चक्कर आने की स्थिति में बिस्तर पर बैठकर घुटने उठाएँ। घुटनों के बीच सिर टिकाकर थोड़ी देर शांत रहने से आराम मिलता है।
- ★ शाम के समय तरल खाद्य पदार्थों का सेवन कम कर देना चाहिए अन्यथा रात्रि के समय बार-बार पेशाब आने की शिकायत रहेगी।
- ★ गुप्तांग से बदबूदार श्वेतस्राव आना, गुप्तांग में दर्द, जलन और कभी-कभार रक्त आने पर अविलंब डॉक्टर से सलाह लेनी चाहिए।
- ★ पेशाब करते समय संक्रमण के कारण दर्द व जलन का अहसास होने पर अपने डॉक्टर को बताएँ।
- ★ दोपहर के खाने के बाद थोड़ी देर विश्राम करना चाहिए। इस स्थिति में पाँव थोड़े ऊपर उठे होने चाहिए।
- ★ साफ-सुथरा, हलका और अच्छी तरह पका हुआ भोजन ही करें।
- ★ दिन में दो बार दाँत साफ करने चाहिए। यदि मसूड़ों से रक्त आता हो तो खट्टे, ताजा फल खाने से विशेष लाभ होगा।
- ★ गर्भ के प्रथम चरण के दौरान गर्भवती संभोग कर सकती है; लेकिन याद रहे, यदि कमर में दर्द रहता हो, योनि-मार्ग से रक्त चूचुहाता हो या पूर्व में कभी गर्भपात हुआ हो तो संभोग क्रीड़ा से दूर रहना ही हितकर होगा।

इनसे बचिए

- ★ तंग, असुविधाजनक तथा नायलोन आदि के वस्त्र।
- ★ तेजाब, केमिकल एवं तेज दुर्गंध।
- ★ चाय व कॉफी का अधिक सेवन।
- ★ तरल पदार्थों का अधिक सेवन।
- ★ अधिक समय तक खड़ा रहना।
- ★ स्नान करते समय बैठने की स्थिति से एकदम उठना।
- ★ दुपहिया वाहन पर तथा अधिक लंबी यात्रा।
- ★ पहले गर्भपात होने की दशा में यात्रा न करें।
- ★ ऐसा कार्य, जिससे शारीरिक थकान हो।

★ धूम्रपान या मदिरापान।
★ एक्स-रे की किरणें पड़ना।
★ पालतू जानवरों को छूना।
★ औषधियों का सेवन। आवश्यक होने पर डॉक्टर के परामर्शानुसार ही दवा लेनी चाहिए।

डॉक्टर से तुरंत सलाह लें, यदि

★ योनि-मार्ग से रक्त आता हो।
★ पेट के निचले भाग में दर्द रहता हो।
★ पेशाब करते समय जलन अथवा दर्द हो।
★ उलटियाँ न रुकती हों।
★ बुखार आ जाए।
★ त्वचा में खारिश व जलन हो।
★ हर समय सुस्ती महसूस हो।

कुछ आवश्यक तथ्य

★ गर्भधारण के बाद तीसरे सप्ताह के अंत तक गर्भाशय में बच्चे की रूपरेखा तैयार होती है।
★ छठे सप्ताह तक गर्भाशय में बच्चे का आकार 1.25 सेंटीमीटर होता है और इसकी पहचान मात्र मांस के टुकड़े के सामान होती है।
★ नौवें सप्ताह में बच्चे का आकार 9 सेंटीमीटर व वजन लगभग 9 ग्राम होता है। इस स्थिति में यदि ध्यान से देखा जाए तो शरीर के विभिन्न अंगों की पहचान की जा सकती है।

गर्भपात क्यों होता है?

अपने आप गर्भपात होने के कई कारण हैं—

1. लगभग 30 प्रतिशत गर्भपात के मामलों में मुख्य कारण स्त्री के गर्भाशय में खराबी अथवा विकृति होती है।
2. लगभग 50 प्रतिशत गर्भपात पुरुष के वीर्य में कमी के कारण होते हैं।

3. 10 से 15 प्रतिशत गर्भपात अज्ञात कारणों से होते हैं।
4. शेष गर्भपात किन्हीं सामान्य रोगों के कारण होते हैं। मधुमेह, सिफलिस, सूजाक या प्रदर आदि यौन रोग होने से गर्भाधान की क्षमता नष्ट हो जाती है। गर्भपात से बचाव के लिए अपने डॉक्टर से जाँच करवाएँ।

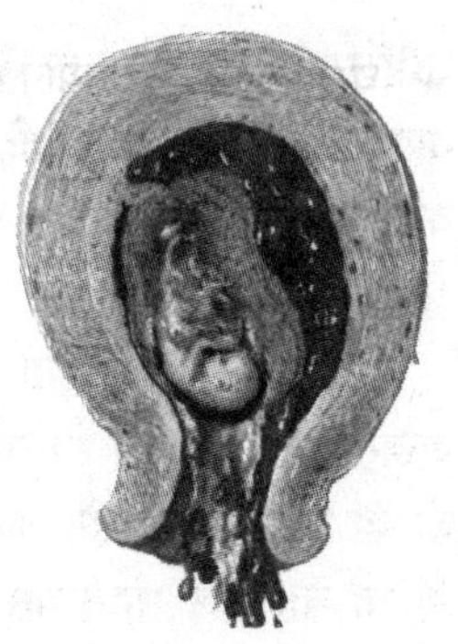

इपिसिटोमियो (Episiotomy)

अकसर गर्भवती स्त्रियाँ जानना चाहती हैं कि इपिसिटोमियो क्या है। यह आम धारणा है कि प्रथम प्रसव ऑपरेशन द्वारा होता है। ऑपरेशन के नाम मात्र से महिलाएँ काँपने लगती हैं। प्रसव के दौरान बहुत सी ग्रामीण, कम शिक्षित और शहरी महिलाएँ भी इस डर से अस्पताल में प्रसव नहीं कराना चाहतीं कि वहाँ टाँके लगा दिए जाते हैं। जबकि घरेलू दाई से प्रसव कराने पर टाँके नहीं लगते। दाई द्वारा प्रसव कराने में हालाँकि अधिक तकलीफ का सामना करना पड़ता है।

पहले प्रसव में चूँकि रास्ता खुला नहीं होता, प्रसव में कई बार माँ को अधिक कठिनाई का सामना करना पड़ता है, तो डॉक्टर थोड़ा सा रास्ता खोलकर दो-तीन टाँके लगा देते हैं। यह माँ की पीड़ा कम करने के लिए और उसका प्रसव आसान करने के लिए तथा आगे की स्थिति ठीक रखने के लिए ही किया जाता है, जो स्वयं उनके हित में होता है। अतः टाँकों से घबराना नहीं चाहिए, ये शीघ्र ही ठीक हो जाते हैं और अत्यधिक कष्ट से प्रसव होने के बाद योनि में शिथिलता आने या अन्य विकार पैदा होने का भय नहीं रहता। इस क्रिया को इपिसिटोमियो (Episiotomy) कहते हैं।

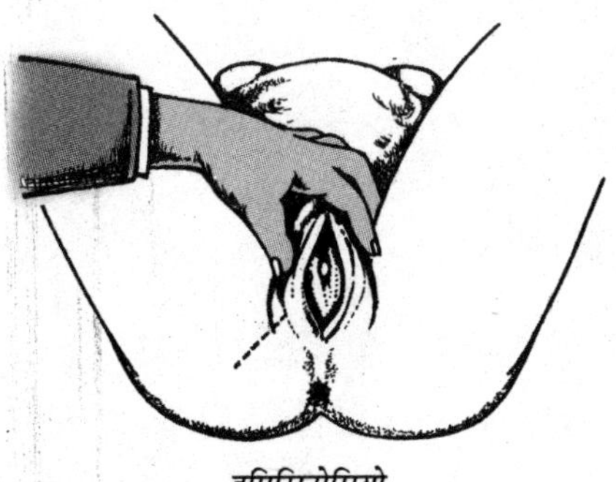

इपिसिटोमियो

याद रहे, कष्टप्रद प्रसव में प्रायः योनि चिरने का भय बना रहता है। अत्यधिक कष्ट से योनि में शिथिलता आने या अन्य विकार पैदा होने का डर भी रहता है और आगे चलकर अन्य कठिनाई आ सकती है। बहुत बार यह

'हीलिंग' बाहर से तो हो जाती है, पर भीतर से नहीं होती। स्त्रियों को अकसर इनसे आगे बीमारियाँ होने लगती हैं। बिगड़े हुए केस फिर अस्पतालों में लाए जाते हैं और कई ब्रार तो उपचार इतना लंबा हो जाता है कि स्थायी रूप से आजीवन इन्हें कष्ट भोगना पड़ता है।

यंत्रों की सहायता से या ऑपरेशन द्वारा कई बार गर्भवती का प्रसव करना जरूरी होता है। जब गर्भवती को दिल की बीमारी हो, रक्तचाप, दमा, टॉक्सीमिया हो या माँ कमजोर हो, अत्यधिक थक गई हो और प्रसव जल्दी नहीं हो पा रहा हो या वह उसे सहन कर पाने में अक्षम सिद्ध हो रही हो, तो यांत्रिक उपकरण फोसेप अथवा वैक्यूम एक्सट्रैक्टर लगवा देते हैं, ताकि वह और न थके और प्रसव आराम से हो जाए।

□

3

गर्भावस्था का दूसरा चरण

तेरहवें से अट्ठाईसवें सप्ताह की अवधि के बीच का समय गर्भावस्था का द्वितीय चरण एवं एक सुखद समय माना जाता है, क्योंकि इस दौरान गर्भिणी को प्रथम चरण की अपेक्षा काफी कम समस्याएँ झेलनी पड़ती हैं। इस अवधि के दौरान निम्न बातों पर विशेष ध्यान देना चाहिए—

1. **वजन :** गर्भाधान के नौ महीनों में गर्भवती महिला के वजन में 10 से 12 किलोग्राम से अधिक वृद्धि नहीं होनी चाहिए। प्रथम तीन महीनों के दौरान वजन में वृद्धि न के बराबर होती है। प्राय: देखा गया है कि तीसरे महीने के अंत तक औसतन वजन में 0.7 से 1.4 किलोग्राम वजन बढ़ता है तथा बीसवें सप्ताह तक कुल 4 किलोग्राम तक वजन में वृद्धि होती है। प्रत्येक बार डॉक्टरी जाँच के लिए जाने पर अपने वजन की जाँच करवाना कदापि न भूलें। वजन में आशा के अनुसार वृद्धि न होने की दशा में जाहिर है गर्भाशय में पल रहे शिशु का सही पोषण नहीं हो रहा है, अत: ऐसी हालत में गर्भवती को अपने डॉक्टर के परामर्शानुसार अपने आहार की ओर विशेष ध्यान देना चाहिए। वजन में आवश्यकता से अधिक वृद्धि एवं रक्तचाप बढ़ने का मुख्य कारण अधिक भोजन करना अथवा उचित आहार का अभाव होता है। यदि उच्च रक्तचाप रहता हो तो अविलंब डॉक्टर से उपचार करवाएँ। ऐसे रोगी प्राय: पी.ई.टी. से पीड़ित पाए जाते हैं, अत: ऐसी स्थिति में डॉक्टर अकसर पेशाब की जाँच करवाने के लिए निर्देश देते हैं।
2. **रक्तचाप :** गर्भावस्था के दौरान गर्भवती के रक्त का दबाव अकसर

सामान्य से कम हो जाता है। यदि रक्तचाप में वृद्धि होने लगे तो तुरंत डॉक्टर को दिखाना चाहिए। माता तथा उदर में पल रहे शिशु, दोनों के लिए रक्तचाप में वृद्धि होना हानिकारक है।

3. **गर्भाशय में हरारत होना :** बारहवें सप्ताह के अंत में पेट के निचले भाग में स्थित गर्भाशय का आकार बढ़ना प्रारंभ होता है तथा पेट के इस भाग को छूकर इसका अनुमान लगाया जा सकता है। अनुभवी महिला डॉक्टर बाहर से ही परीक्षण करके गर्भ की सही स्थिति का आकलन कर सकती है।
4. **बच्चे के दिल की धड़कन :** गर्भधारण के सातवें सप्ताह के दौरान अल्ट्रा साउंड द्वारा पेट में शिशु के दिल की धड़कन तथा चौदहवें सप्ताह में कान लगाकर धड़कन की आहट पाई जा सकती है।
5. **पेशाब की जाँच :** डॉक्टर के पास परीक्षण के लिए जाने पर प्रत्येक बार पेशाब की जाँच करके 'शुगर' की मात्रा जानना आवश्यक है।
6. **रक्त की जाँच :** महीने में एक बार रक्त की जाँच अवश्य करवाएँ। 'एनीमिया' (रक्त का अभाव) के लक्षण होने पर अविलंब उपचार करवाना चाहिए।
7. **शरीर पर सूजन :** हाथों, घुटनों, टखनों व टाँगों पर सूजन होने पर डॉक्टर से परामर्श करें।
8. **अल्ट्रा साउंड स्कैन :** किसी भी प्रकार की समस्या न होने के बावजूद गर्भवती महिला का सोलहवें से बीसवें सप्ताह के बीच किसी भी समय अल्ट्रा साउंड स्कैन द्वारा परीक्षण अवश्य होना चाहिए। इस क्रिया द्वारा गर्भाशय में शिशु से जुड़ी नाल (Placenta) की स्थिति भाँप ली जाती है, चूँकि नाल गर्भाशय के मुख के निकट होने की दशा में अधिक रक्तस्राव होने का डर रहता है तथा ऐसी हालत में डॉक्टर का परामर्श लेना जरूरी है।
9. **अल्फा-फेटो प्रोटीन टेस्ट :** पंद्रहवें से अठारहवें सप्ताह के बीच इस परीक्षण द्वारा जाँच की जाती है कि शिशु के शरीर से स्रवित पदार्थ गर्भवती के रक्त से सही व उचित मात्रा में जज्ब हो रहा है। इस पदार्थ की अधिकता होने पर एक साथ दो बच्चों (जुड़वाँ बच्चे) का जन्म होने अथवा 'एडवांस्ड डिलिवरी' होने का डर रहता है।
10. **एम्नियो-सैंटिस परीक्षण :** यह परीक्षण चौदहवें से अठारहवें सप्ताह

के बीच सैंतीस वर्ष से अधिक आयु की गर्भवती महिलाओं की नियमित गर्भ की जाँच की जाती है तथा जिन महिलाओं को पूर्व में गर्भधारण के दौरान किसी अनियमितता को झेलना पड़ा हो, उनके लिए यह परीक्षण जरूरी होता है। इस परीक्षण की जाँच रिपोर्ट अपने डॉक्टर को अवश्य दिखानी चाहिए।

11. **टैटनस टोक्सायड :** समय-समय पर और निश्चित अंतराल पर दो 'इंजेक्शन' लगाए जाते हैं।

द्वितीय चरण में आवश्यक परिवर्तन

★ जी मिचलाना व उलटी आना बंद हो जाता है।

★ बार-बार पेशाब आने की समस्या समाप्त होती है।

★ यदि आप पहली बार माँ बनने जा रही हैं तो गर्भ ठहरने के अठारहवें सप्ताह में आपको गर्भाशय में शिशु के हिलने-डुलने का अहसास होगा। जिन महिलाओं के लिए यह पहला अवसर नहीं, वे अपने अंदर सोलहवें सप्ताह के दौरान हलचल महसूस करने लगेंगी।

★ इस अवधि के दौरान पेट धीरे-धीरे फैलने लगता है।

★ वक्षस्थल फैलने लगता है तथा वक्ष की शिराओं में ऐंठन महसूस होती है।

★ चूचुकों व इसके आस-पास की त्वचा का रंग साँवला होने लगता है।

★ सोलहवें सप्ताह के दौरान वक्षस्थल पर चूचुकों में से निकलनेवाला पीले रंग का तरल पदार्थ अपेक्षाकृत गाढ़ा होने लगता है, चूचुक भारी हो जाते हैं तथा इन्हें भींचने पर स्राव निकलता है।

★ पेट के निचले भाग व नितंबों की फैलती त्वचा पर गुलाबी व सफेद रंग की सिलवटें पड़ने लगती हैं। इन सिलवटों से बचाव के लिए नित्य मालिश और स्नान का विशेष महत्त्व है। मालिश प्रायः दो प्रकार से की जाती है—शुष्क व गीली मालिश। स्नान से पूर्व सारे शरीर को सूखे हाथों से रगड़ने की क्रिया को शुष्क मालिश कहते हैं तथा गीली मालिश के लिए पानी में तौलिया भिगोकर सारी देह पर रगड़िए। शुष्क त्वचा पर गीली मालिश व तैलीय त्वचा पर सूखी मालिश लाभकर होती है।

कैसा आहार लें?

इस अवधि में गर्भवती की भूख बढ़ जाती है तथा गर्भ में पल रहे बच्चे को

पौष्टिक तत्त्वों की आवश्यकता होती है। इसलिए गर्भवती महिलाओं को पौष्टिक आहार लेना चाहिए। गर्भवती के लिए कितना व कैसा आहार उपयुक्त होगा, इसकी जानकारी यहाँ दी जा रही है—

आहार	*मांसाहारी*	*शाकाहारी*
दूध	375–500 मि.ली.	500 मि.ली.
मांस या मछली अथवा चना या पनीर	50–75 ग्राम	600 ग्राम
अंडा	1	–
दही	125 ग्राम	250 ग्राम
गेहूँ का आटा या चावल	200 ग्राम	200 ग्राम
ब्रेड या दलिया	50 ग्राम	50 ग्राम
दाल	20–50 ग्राम	50–75 ग्राम
हरी सब्जियाँ	475–500 ग्राम	475–500 ग्राम
जड़वाली सब्जियाँ	50 ग्राम	–
तेल, मक्खन या घी	30–40 ग्राम	30–40 ग्राम
फल	300 ग्राम	300 ग्राम

गर्भवती क्या खाए, क्या न खाए?

★ संतुलित आहार लेना चाहिए अन्यथा वजन बढ़ने लगता है।
★ अपने आहार में रेशेदार सब्जियों का सेवन करें अन्यथा कब्ज व बवासीर होने का डर रहता है।
★ दिन भर में कम-से-कम सात-आठ गिलास पानी पीना चाहिए।
★ गर्भावस्था के दिनों में हरी सब्जियाँ, दालें और ताजा फल अवश्य खाने चाहिए।
★ अपने आहार में चीनी, नमक और मसालों का कम-से-कम प्रयोग करें।
★ डिब्बाबंद खाद्य-पदार्थों का सेवन कम-से-कम करना चाहिए।
★ अस्वास्थ्यकर और गंदे स्थान पर आहार नहीं लेना चाहिए।

गर्भवती स्त्रियों द्वारा पूछे जानेवाले कुछ प्रश्न

प्रश्न : गर्भवती हूँ। मेरा वजन निरंतर आवश्यकता से अधिक बढ़ रहा है, क्या करूँ ?

उत्तर : गर्भावस्था के लगभग नौ महीनों के दौरान एक सामान्य स्त्री के वजन में लगभग 12 किलोग्राम वृद्धि होनी चाहिए, जिसमें लगभग 80 प्रतिशत

योगदान गर्भाशय का होता है। याद रहे, यदि आपके वजन में इस अनुपात से अधिक वृद्धि हो रही है तो संभव है—

★ आपकी रक्त-संचार क्रिया तीव्र गति से हो रही है अथवा आपको ब्लड-शुगर हो।
★ थोड़ा कार्य करने से आप असुविधा महसूस करने लगेंगी।
★ ऑपरेशन के दौरान परेशानी हो सकती है अथवा घाव भरने में समय लगता है।
★ प्रसवोपरांत शरीर का मोटापा कम नहीं होता।
★ प्रायः योनि-मार्ग द्वारा बच्चे का जन्म होते समय अत्यधिक पीड़ा होती है।

गर्भावस्था के दौरान नियमित रूप से हलका व्यायाम करना चाहिए। ज्यादातर बड़ी-बूढ़ियों की यह धारणा कि गर्भावस्था में बिस्तर पर पूर्ण विश्राम किया जाए, गलत है। घर का थोड़ा-बहुत काम-काज करने के बावजूद उन्हें हलके व्यायाम करने चाहिए, लेकिन व्यायाम या विश्राम के संतुलन पर भी थोड़ा ध्यान देना जरूरी है। शारीरिक श्रम अथवा व्यायाम उतना ही किया जाए जितना कि शारीरिक थकान के कारण गर्भ की स्थिति को कोई हानि न हो। याद रहे, हर व्यायाम के बाद थोड़ा विश्राम करते रहना चाहिए। गर्भावस्था के अंतिम समय में गर्भ भार बढ़ने के कारण विश्राम की अवधि भी बढ़ा देनी चाहिए। अच्छा होगा, इस बारे में आप अपने डॉक्टर से परामर्श भी ले लें। गर्भावस्था में वजन उठाने, पैरों के बल बैठने, अधिक थकान, अधिक समय तक खड़े रहने या किसी ऊँचे स्थान से कूदने से बचना चाहिए। गर्भावस्था के दूसरे चरण में किए जानेवाले कुछ हलके-फुलके व्यायाम इस प्रकार हैं—

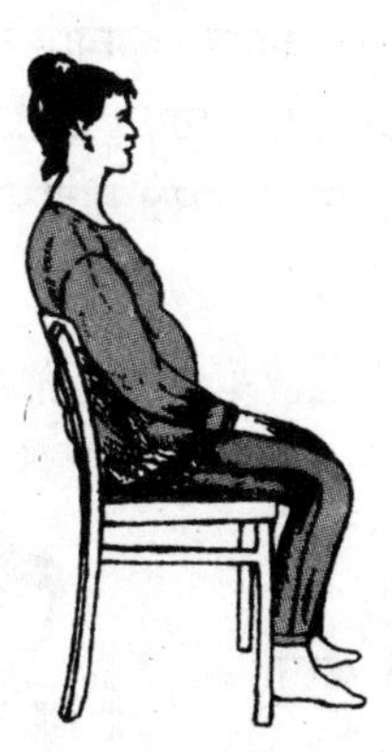

★ प्रातः उठकर खुले आँगन में हलके कदमों से चहलकदमी करनी चाहिए।
★ खुली हवा में अथवा बाहर की ओर खुलनेवाली खिड़की के सामने खड़े होकर लंबी-लंबी साँस लेनी चाहिए।

★ दोनों पैरों के मध्य 1 फुट का फासला रखते हुए बाँहें अगल-बगल डालें। अब बाँहें सामने की ओर फैलाकर पंजों के बल उठें और इसी अवस्था में दोनों बाँहें पीछे ले जाएँ, फिर सामान्य स्थिति में आकर लंबी साँसें लें। व्यायाम की सभी मुद्राएँ सहजतापूर्वक बदलें, शरीर के किसी अंग को झटका न दें।

प्रश्न : क्या गर्भावस्था के द्वितीय चरण में संभोग किया जा सकता है?

उत्तर : अवश्य, लेकिन संभोग क्रिया सहज रूप से की जानी चाहिए, जिससे शारीरिक थकान न हो। लेकिन याद रहे, यदि पूर्व में गर्भपात हुआ हो अथवा योनि-मार्ग से रक्तस्राव होता हो तो संभोग नहीं करना चाहिए। यदि आपके पति जबरदस्ती करना चाहें तो उन्हें प्यार से समझा देना चाहिए।

प्रश्न : गर्भकाल के दूसरे चरण में व्यायाम करते समय किस प्रकार की सावधानियाँ बरतनी चाहिए?

उत्तर : इस दौरान हलके-फुलके व्यायाम किए जा सकते हैं। प्रारंभ में व्यायाम करने की अवधि पाँच मिनट से अधिक नहीं होनी चाहिए, फिर धीरे-धीरे यह अवधि बढ़ाती चली जाएँ, लेकिन ऐसी स्थिति में नित्य बीस मिनट से अधिक व्यायाम करना उचित नहीं होगा। यदि आपके डॉक्टर ने मना किया हो तो व्यायाम कदापि न करें। उच्च रक्तचाप, हृदय रोग और योनि-मार्ग से रक्तस्राव की शिकायत हो तो व्यायाम नहीं करना चाहिए। व्यायाम उतना ही करें जितना आपका शरीर सहन कर सकता हो। प्रातः उठकर खुली हवा में भ्रमण करना सबसे आसान व लाभदायक व्यायाम है। इससे मानसिक शांति भी मिलती है।

कुछ आवश्यक सुझाव

★ सीधे तनकर खड़ा होना चाहिए। खड़े होते समय अपना वजन दोनों पाँवों पर बराबर डालें।

★ ऊँची हीलवाली चप्पलों का प्रयोग कदापि नहीं करना चाहिए।

★ बैठते समय हिप्स कुरसी पर टिके होने चाहिए तथा पीठ सीधी कुरसी के साथ लगी हो।

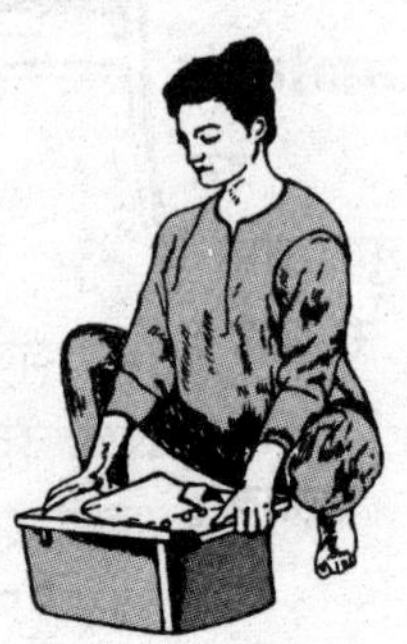

★ जमीन से कोई वस्तु उठाते समय कमर नहीं झुकानी चाहिए, अपितु झुकते समय पीठ सीधी रखें, केवल

घुटनों से झुकना चाहिए।

- ★ व्यायाम करते समय पीठ के बल कभी नहीं लेटना चाहिए।
- ★ व्यायाम अल्प अवधि से प्रारंभ कर धीरे-धीरे समय बढ़ाना चाहिए।
- ★ कूल्हे की हड्डी, जिस पर गर्भाशय टिका होता है, मजबूत होनी चाहिए; चूँकि जैसे-जैसे प्रसव का समय बढ़ता है, सामान्य गर्भाशय के अलावा इसपर शिशु का बोझ भी पड़ने लगता है। कभी-कभार चलते समय अथवा हँसते समय पेशाब के रिसने की शिकायत होती है। कूल्हे की हड्डी की मजबूती के लिए एक सरल व्यायाम इस प्रकार है—यह व्यायाम लेटे-लेटे अथवा बैठे हुए या खड़े हुए भी सहजता से किया जा सकता है—

पीठ के बल लेट जाइए। घुटने उठाइए, जिससे पाँवों का तला जमीन को छूने लगे। अब अपने शरीर के निचले भाग को सिकोड़ने की चेष्टा करें, जैसे तेज आया हुआ पेशाब रोक रही हों। अब योनि मंडल के संपूर्ण भाग को पहले अंदर की ओर सिकोड़ने, फिर बाहर की ओर धकेलने का यत्न करना चाहिए। इस व्यायाम को दस से पंद्रह बार दोहराएँ।

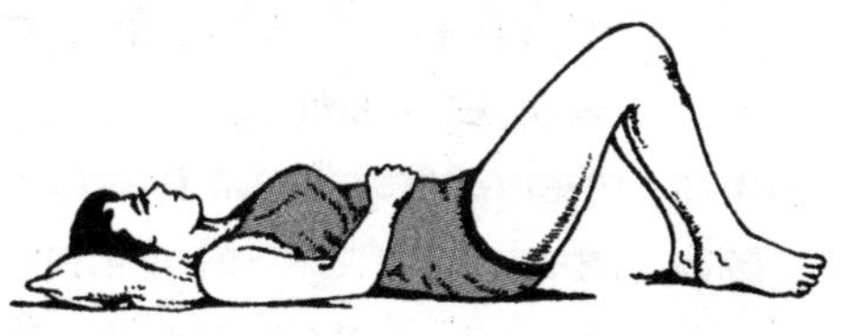

अब जमीन पर टाँगें दाएँ-बाएँ फैलाकर बैठ जाइए। दोनों पाँवों के तलवे आमने-सामने छूने चाहिए। इस प्रकार बैठने से शरीर में रक्त का प्रवाह शरीर के निचले भाग की ओर तीव्र हो जाता है। अब घुटने पकड़कर कूल्हों पर नीचे की ओर दबाव डालना चाहिए। इस व्यायाम के करने से कूल्हे व जाँघें मजबूत होती हैं।

गर्भवती की समस्याएँ व सुझाव

इस चरण में गर्भवती को अनेक समस्याओं का सामना करना पड़ता है। कुछ समस्याएँ इस प्रकार हैं—

समस्या : गर्भ ठहरे चौथा महीना चल रहा है। हर समय थकी-थकी व बोझिल महसूस करती हूँ, क्यों?

सुझाव : शारीरिक व मानसिक रूप से शांत रहने की कोशिश करें। हर संभव लंबी श्वास लें, इससे प्रसव के समय तकलीफ कम होगी। पीठ के बल

लेटकर लंबी श्वास लें, फिर छोड़ें। अब धीरे-धीरे शरीर के विभिन्न अंगों की शिराओं को सिकोड़ते हुए शरीर ऊपर की ओर धकेलिए, फिर थोड़ी देर बाद शरीर ढीला छोड़ दें। इस अवस्था में सोते समय सुखद नींद का आना जरूरी होता है। दाएँ या बाएँ सोते समय सिर के नीचे एक तकिया व घुटनों के नीचे दो तकिए बिछाने से शरीर को आराम मिलता है।

समस्या : मसूड़ों में सूजन है तथा खून निकलता है?

सुझाव : नरम टूथ ब्रश प्रयोग करना चाहिए। खाने के बाद ब्रश से दाँत साफ करें। धीरे-धीरे दाँतों पर क्रीम मलने से मसूड़े स्वस्थ रहेंगे तथा सूजन जाती रहेगी।

समस्या : कब्ज की शिकायत रहती है?

सुझाव : गर्भकाल के दौरान हारमोंस असंतुलन की वजह से कब्ज होना स्वाभाविक है। अधिक-से-अधिक मात्रा में तरल पदार्थों के सेवन से लाभ होगा। कब्ज की शिकायत दूर न होने पर डॉक्टर से परामर्श लेना चाहिए।

समस्या : एकाएक बवासीर की शिकायत हो गई है, क्या करूँ?

सुझाव : लगातार कब्ज रहने और गर्भाशय में बच्चे के वजन के कारण मलद्वार के भीतर नलिका में रक्त जमा होने से दर्द, जलन और खुलजी के कारण शौच के समय रक्तस्राव होने लगता है। कब्ज होने पर तुरंत उपचार करवाएँ तथा ज्यादा देर तक खड़ी न रहें।

समस्या : रात के समय नींद ठीक से नहीं आती। मानसिक तनाव रहता है?

सुझाव : विश्राम करने से आपकी समस्या दूर होगी। रात को सोने से पूर्व गुनगुने पानी से स्नान करें। नींद न आने पर किसी पुस्तक का अध्ययन करें, आपकी समस्या का हल हो जाएगा।

समस्या : पसीना बहुत आता है, क्या करूँ?

सुझाव : इन दिनों हारमोंस परिवर्तन के कारण शरीर में रक्त का दबाव बदलने के कारण पसीना अधिक आता है। विशेषकर रात्रि के समय खुले और ढीले वस्त्र पहनें तथा अधिक-से-अधिक पानी पिएँ।

समस्या : योनि-मार्ग में प्रायः जलन के साथ गाढ़ा स्राव होने लगता है, परेशान हूँ?

सुझाव : गर्भावस्था में हलका स्राव होना कोई समस्या नहीं और इसका मुख्य कारण शरीर में हारमोंस परिवर्तन होता है। पेशाब करते समय भी आपको दर्द व जलन अनुभव होती होगी। योनिद्वार के आस-पास का

क्षेत्र शुष्क रहना चाहिए। साबुन का प्रयोग न करें तथा रेशमी जाँघिया भी न पहनें। अच्छा होगा कि अपनी लेडी डॉक्टर से सलाह लें।

समस्या : डॉक्टरों का कहना है कि मेरे शरीर में रक्त का अभाव है। सुझाव दें?

सुझाव : रक्त में 'हीमोग्लोबिन' पाया जाता है, जिसके कारण उसका रंग लाल होता है। रक्त में इसकी मात्रा 11 से 14 ग्राम तक होनी चाहिए। यदि इसकी मात्रा 10 ग्राम से कम है तो आपको डॉक्टर से सलाह लेनी चाहिए। पहचान के तौर पर ऐसी स्त्रियों की त्वचा का रंग पीला पड़ने लगता है तथा थोड़ा सा परिश्रम करने पर वे बेहद थकान महसूस करती हैं। यदि रक्त संबंधी समस्या का समय पर उपचार न कराया जाए तो कमजोर बच्चे का जन्म या समय से पूर्व प्रसव या प्रसव के दौरान तकलीफ होने का डर रहता है। खाद्य पदार्थों में लौह तत्त्वों की मात्रा बढ़ाने तथा पौष्टिक आहार के सेवन से इस समस्या से छुटकारा पाया जा सकता है।

समस्या : माँ बनने का पहली बार सौभाग्य प्राप्त हो रहा है। जाँघों, टाँगों तथा पैरों के टखनों के नाड़ी-मंडल में अकसर गाँठें पड़ जाने से ऐंठन के कारण तकलीफ होती है।

सुझाव : टाँगें आर-पार रखकर लंबे समय के लिए नहीं बैठना चाहिए। सोते समय पाँवों के नीचे तकिया रखने से समस्या दूर हो जाएगी।

समस्या : मुझे डर लगता है कहीं गर्भ जुड़वाँ बच्चे न हों। प्रसव से पूर्व इसकी जाँच कैसे की जा सकती है? कल्पना मात्र से भय हो रहा है।

सुझाव : क्या आपके परिवार में पहले किसी ने जुड़वाँ बच्चों को जन्म दिया है? यदि हाँ, तो अपने डॉक्टर से सही जाँच के लिए आग्रह करें। इसकी जाँच किसी अनुभवी डॉक्टर से गर्भाशय के आकार को देखकर करवाई जा सकती है अथवा इसके लिए यू.एस.जी. स्कैनिंग टेस्ट भी करवाया जा सकता है। यदि परीक्षण में जुड़वाँ बच्चे होने की संभावना हो तो अपने डॉक्टर के पास हर सप्ताह नियमित जाँच के लिए जाना चाहिए। ऐसी गर्भवती महिलाओं के लिए तीसवें से सत्ताईसवें सप्ताह के दौरान पूर्ण आराम करने की आवश्यकता होती है, चूँकि ऐसी परिस्थितियों में अकसर समय से पूर्व प्रसव होने का डर रहता है। कई

बार ऐसी हालत में ऑपरेशन द्वारा प्रसव (सिजेरियन) करवाने की आवश्यकता पड़ सकती है।

समस्या : गर्भावस्था के दूसरे चरण के दौरान किन-किन परिस्थितियों से बचाव जरूरी है?

सुझाव : पेट के निचले भाग में दर्द रहना, योनि-मार्ग मे रक्तस्राव होना, योनि से गाढ़े तरल पदार्थ का स्राव होना, गर्भाशय में हलचल रहना, तेज सिर दर्द रहना, आँखों के सामने अँधेरा होना, तेज बुखार होना, पेशाब करते समय जलन होना आदि परिस्थितियाँ होने पर तुरंत अपने डॉक्टर को दिखाएँ अन्यथा इसके गंभीर दुष्परिणाम हो सकते हैं।

समस्या : क्या मासिक स्त्राव के दिनों में भी गर्भधारण हो सकता है?

सुझाव : यदि आपका मासिक चक्र छोटा हो तो गर्भधारण की संभावना स्त्राव रहती है। वास्तव में चक्र चाहे जितना लंबा हो, डिंबोत्सर्ग मासिक शुरू होने के चौदह दिन पहले होता है, लेकिन मासिक और डिंबोत्सर्ग के समय में बहुत अंतर होता है। मसलन, यदि आपका मासिक चक्र अट्ठाईस दिन का है तो चौदहवें दिन (28 - 14 = 14) आपका डिंबोत्सर्ग होता है। लेकिन अगर आपका मासिक चक्र इक्कीस दिन का ही हो तो सातवें दिन (21 - 14 = 7) आपका डिंबोत्सर्ग होता है। ऐसे में यदि आप छह दिनवाले मासिक के आखिरी दिन संभोग करते हैं तो गर्भधारण की संभावना रहती है।

समस्या : गर्भवती नहीं होने के बावजूद कई बार तीन महीने तक मासिक नहीं होता। अनियमित मासिक होने के क्या कारण हैं?

सुझाव : आप डॉक्टर से मिलें। ऐसा अत्यधिक तनाव, थायरॉइड में असंतुलन, वजन में कमी आदि के कारण भी हो सकता है। मासिक न होने से ऑस्टियोपोरोसिस होने का खतरा बढ़ जाता है, इसके अलावा यदि स्टीरॉइड रहित गोलियाँ या गर्भ निरोधक गोलियाँ लेने के बावजूद मासिक के दौरान दर्द-ऐंठन होने की संभावना रहती है तो संभवत: आप डिसमेनोरिया से पीड़ित हैं। तब आपको लो-फैट आहार लेना चाहिए। हारमोंस परिवर्तन के कारण भी मासिक अनियमित हो जाता है और यह जल्दी हो सकता है या रक्तस्राव अधिक हो सकता है। इससे कई बार शरीर में सूजन, सिर चकराना, सिरदर्द, स्तनों में भारीपन, वजन में वृद्धि, कमर दर्द, मुँहासे होना और तनाव जैसे अनेक लक्षण

प्रकट हो सकते हैं। याद रहे, यदि अत्यधिक रक्तस्राव होता हो तो आपको 'एनीमिया' होने का खतरा रहता है और मासिक चक्र में अचानक बदलाव हो तो यह फायब्रॉइड, पॉलिप्स, गर्भाशय ट्यूमर के कारण भी हो सकते हैं, अतः आपको तुरंत डॉक्टर से परामर्श लेना चाहिए।

समस्या : मासिक समाप्त होने के बाद भी कई बार बीच-बीच में ब्लीडिंग हो जाती है, लेकिन दर्द नहीं होता ?

सुझाव : ऐसा अकसर गर्भ-निरोधक गोलियों के सेवन के कारण होता है। यह खतरनाक नहीं है, फिर भी आप चाहें तो गर्भ निरोधक गोलियाँ बदल सकती हैं। यदि पिल्स नहीं लेने के बावजूद ब्लीडिंग हो रही हो तो अविलंब डॉक्टर से इसकी जाँच करवाएँ।

□

4

गर्भावस्था का तीसरा चरण

गर्भावस्था के उनतीसवें से चालीसवें सप्ताह के बीच की अवधि को गर्भकाल का तीसरा व अंतिम चरण कहते हैं। जैसे-जैसे प्रसव का समय निकट आता है स्त्रियों में माँ बनने की लालसा बढ़ने लगती है। दूसरी ओर, प्रसव के कष्ट की कल्पना उन्हें निरंतर चिंतित भी किए रहती है और यह आशंका प्रथम प्रसूता को होना नितांत स्वाभाविक है।

गर्भावस्था के तीसरे चरण के दौरान छत्तीसवें सप्ताह तक हर पंद्रह दिनों के बाद डॉक्टरी जाँच की आवश्यकता होती है। अंतिम चार सप्ताह के दिनों में सप्ताह में एक बार जाँच करवानी चाहिए। इस अंतिम चार सप्ताह की अवधि के दौरान गर्भवती को नित्य इन बातों की ओर विशेष ध्यान देना चाहिए—

1. एक घंटे में गर्भाशय के अंदर शिशु को तीन या इससे अधिक बार हिलना-डुलना चाहिए। ऐसा नहीं होने पर डॉक्टर से परामर्श करें।
2. यदि आपको वक्षस्थल या चूचुकों में सामान्य से कुछ अलग महसूस हो तो अपनी डॉक्टर को दिखाएँ। कई बार चूचुकों का आकार नहीं बढ़ता और ये अंदर की ओर धँसने लगते हैं। इसके लिए अपनी लेडी डॉक्टर से सलाह लेनी चाहिए। वक्षस्थल एवं चूचुकों के फैलाव के लिए अब कई प्रकार के व्यायाम एवं उपचार उपलब्ध हैं।
3. रक्तचाप की नियमित जाँच करवाएँ।
4. पेशाब की जाँच समय-समय पर कराते रहना चाहिए।
5. पाँवों अथवा मुख पर सूजन चढ़ने पर अपने डॉक्टर की सलाह लेनी चाहिए।

6. गर्भ के अंतिम माह के दौरान गर्भाशय में बच्चे की स्थिति के बारे में जानना जरूरी होता है, ताकि प्रसव के समय गर्भवती को तकलीफ न हो। गर्भाशय की जाँच करके बच्चे के आकार-विकार, दिल की धड़कन, गर्भाशय की स्थिति आदि का पता लगाना जरूरी होता है।

आप जानना चाहेंगी

गर्भधारण के तीसवें सप्ताह के बाद गर्भवती स्त्री के मन में तरह-तरह के सवाल उठते हैं; लेकिन संकोचवश वह अपनी डॉक्टर से पूछ नहीं पाती। गर्भवती स्त्रियों द्वारा पूछे जानेवाले कुछ प्रश्न यहाँ दिए जा रहे हैं—

प्रश्न : गर्भ ठहरे लगभग छह सप्ताह बीत चुके हैं, अब किस प्रकार के शारीरिक परिवर्तन आएँगे ?

उत्तर : सातवें सप्ताह के बाद गर्भवती महिलाएँ अकसर पेट के निचले भाग में भारीपन महसूस करने लगती हैं। इस दौरान प्रायः पेट व जाँघों पर इक्का-दुक्का झुर्रियों के निशान दिखने लगते हैं। कभी-कभार गर्भाशय में बच्चे के हिलने-डुलने का थोड़ा-थोड़ा आभास होता है। पेट में अकसर दर्द-रहित अकड़न सी प्रतीत होती है। बार-बार पेशाब आना अथवा जोर से हँसने या खाँसने पर पेशाब का स्राव होना, मानसिक रूप से तनाव ग्रस्त रहना, थोड़े से परिश्रम के बावजूद थकी-थकी-सी महसूस करना आदि चंद लक्षण हैं, जिससे हर गर्भवती महिला को गुजरना पड़ता है। अपने बढ़ते हुए पेट को देखकर बिलकुल परेशान नहीं होना चाहिए। प्रसवोपरांत आप पुनः पहले जैसी स्थिति में आ जाएँगी।

प्रश्न : गर्भावस्था के अंतिम तीन महीनों के दौरान क्या संभोग किया जा सकता है ?

उत्तर : कोई नुकसान नहीं होगा, बशर्ते कि संभोग सहज रूप से किया जाए। याद रहे, विकसित पेट पर दबाव नहीं पड़ना चाहिए और इसके लिए आप सही मुद्रा का चुनाव कर सकती हैं। रक्तस्राव की शिकायत होने पर संभोग कदापि नहीं करना चाहिए। आपकी डॉक्टर को समय से पूर्व प्रसव होने की जरा सी भी आशंका हो तो संभोग क्रिया से बचना चाहिए।

प्रश्न : गर्भधारण के तीसरे चरण के दौरान क्या व्यायाम करना उचित रहेगा ?

उत्तर : हलके-फुलके व्यायाम करना उचित होगा; लेकिन याद रहे, व्यायाम करते समय शारीरिक असुविधा होने पर यह कदापि न करें। गर्भावस्था के अंतिम

दिनों में पीठ के बल लेटना हानिकारक होता है। अच्छा होगा कि व्यायाम करने से पूर्व अपने डॉक्टर से परामर्श ले लें।

प्रश्न : गर्भावस्था का सातवाँ महीना चल रहा है, हर समय थकान महसूस करती हूँ।

उत्तर : गर्भाशय के फैलाव के कारण गर्भाशय के आस-पास के अंगों पर दबाव पड़ने से थकान होना स्वाभाविक है। ऐसी हालत में पूर्ण विश्राम करना चाहिए। सिर के नीचे एक अन्य तकिया रखने से आराम मिलेगा।

प्रश्न : मेरी बिटिया के गर्भ का आखिरी महीना चल रहा है। उसे हर समय सुस्ती महसूस होती है और कभी-कभी होशो-हवास खो बैठती है।

उत्तर : शरीर में रक्त का दबाव कम होने से ऐसा होना संभव है। रक्तचाप की नियमित जाँच करवानी चाहिए। उसे दिन के समय कम-से-कम दो घंटे सोना चाहिए। ऐसी स्त्रियों के लिए रात्रि के समय आठ-दस घंटे सोना अनिवार्य होता है। ज्यादा देर तक खड़ा होना स्वास्थ्य के लिए ठीक नहीं। बेहतर होगा कि अपने डॉक्टर से सलाह लें।

प्रश्न : रात को बार-बार पेशाब आता है।

उत्तर : पेशाब की थैली पर विकसित गर्भाशय का बोझ पड़ने से ऐसा होता है। शाम के समय तरल पदार्थ कम लें अथवा पानी कम पिएँ। यदि पेशाब करते समय जलन नहीं होती तो चिंता नहीं करनी चाहिए।

प्रश्न : पेट के ऊपरी भाग में जलन रहती है, उपचार बताएँ।

उत्तर : गर्भाशय बढ़ जाने से फैलाव के कारण पेट में भोजन के कण ऊपर की ओर फैल जाने से पेट के ऊपर और छाती के नीचे अकसर जलन पैदा करते हैं। यह प्रायः भोजन के अम्लीय प्रभाव के कारण होता है।

ऐसी हालत में मिर्च-मसालों से भरपूर तले हुए खाद्य पदार्थों का कम-से-कम सेवन करना चाहिए या बेहतर होगा, इनका सेवन न करें। भूख के कारण पेट तीन-चार घंटे खाली रहने से भी पेट में गैस बनती है। थोड़ी-थोड़ी अवधि के बाद थोड़ा खा लेने से यह समस्या नहीं होगी। रात को सोने से पहले गरम दूध पीने से लाभ होगा।

प्रश्न : शरीर को थोड़ा सा झटका लगने से ही पेशाब निकल जाता है।

उत्तर : गर्भाशय के लगातार बोझ के कारण कूल्हे की हड्डियाँ कमजोर पड़ जाती हैं। अतः बोझ कदापि न उठाएँ। कब्ज की शिकायत न होने दें। थोड़ी-थोड़ी देर के बाद पेशाब करने की कोशिश करें, जिससे मूत्राशय खाली रहे।

प्रश्न : रात को सोते समय या कभी-कभार दिन के समय टाँगों की शिराओं में ऐंठन होने से टाँगें अकड़ जाती हैं और इससे काफी दर्द होता है।

उत्तर : शरीर में कैल्सियम की कमी के कारण ऐसा अकसर होता है। डॉक्टर की सलाह के अनुसार औषधि लें। धीरे-धीरे मालिश करने से आराम मिलता है। दर्द कम होने पर थोड़ा चलना चाहिए, जिससे शिराओं में रक्त संचरण क्रिया सामान्य हो जाती है।

प्रश्न : गर्भ के अंतिम काल के दौरान अकसर त्वचा की तहों के बीच खुजलाहट होने के साथ त्वचा सुर्ख हो जाती है, ऐसी स्थिति में क्या करना चाहिए?

उत्तर : शरीर थुलथुल एवं भारी होने पर गरमियों के मौसम में अकसर गर्भवती महिलाओं को यह समस्या झेलनी पड़ती है। प्राय: अधिक पसीना आने पर त्वचा की तहों, विशेषकर कमर एवं वक्षस्थल की झूलती त्वचा में खुजली होने लगती है। त्वचा की सफाई और इसे शुष्क रखने से इस समस्या से बचाव हो सकता है। हमेशा सूती जाँघिया एवं ब्रेसियर इस्तेमाल करनी चाहिए। आप अपनी डॉक्टर से भी परामर्श लें।

प्रश्न : पाँवों व अँगुलियों पर सूजन रहती है, उपचार बताएँ।

उत्तर : गर्भ के आखिरी समय अकसर स्त्रियों में विभिन्न अंगों पर सूजन आना स्वाभाविक है। यदि सूजन अधिक नहीं तो पूर्ण विश्राम करने पर अपने आप ठीक हो जाएगी। यदि विश्राम करने के बावजूद सूजन नहीं जाती तो डॉक्टर को दिखाएँ। भुजाओं को ऊपर उठाने एवं अँगुलियों पर धीरे-धीरे मालिश करने से निश्चय ही आपको आराम मिलेगा।

प्रश्न : प्री इलकैंपटिक टोक्सेमिया (पी.ई.टी.) क्या होता है?

उत्तर : पाँवों के टखनों व अँगुलियों के अलावा यदि चेहरे पर भी सूजन आ जाए, शरीर में रक्त का दबाव बढ़ने लगे और पेशाब से पौष्टिक तत्त्वों की निकासी होने लगे तो इसे पी.ई.टी. कहा जाता है। यह रोग प्राय: स्थूल स्त्रियों व कम आयु में माँ बननेवाली युवतियों में अधिक देखा जाता है। जिन महिलाओं की वंश-परंपरा में उच्च रक्तचाप की समस्या रहती हो, उन्हें सचेत रहना चाहिए और रोग के लक्षण दिखते ही अपने डॉक्टर से सलाह लेनी चाहिए। याद रहे, समय पर उपचार न होने की स्थिति में शिशु अल्प बुद्धि का हो सकता है।

प्रश्न : प्रसव से पूर्व पेट में पल रहे बच्चे के सही विकास की जानकारी प्राप्त करना संभव है?

उत्तर : यदि गर्भवती उच्च रक्तचाप, खून की कमी, दिल के रोग, फेफड़े के रोग और संक्रमण से पीड़ित होगी तो इसका दुष्प्रभाव पेट में बच्चे पर अवश्य पड़ता है। गर्भावस्था के दौरान सिगरेट व शराब का सेवन बिलकुल न करें।

प्रश्न : कभी-कभी पीड़ा-रहित रक्तस्राव होने लगता है, इसका क्या कारण है तथा क्या उपचार करना चाहिए?

उत्तर : प्लेसेंटा (नाल) प्रायः गर्भाशय में ऊपरी भाग में गर्भाशय मुख से दूर होता है। गर्भावस्था के अंतिम दिनों में अथवा प्रसव के दौरान यह कई बार गर्भाशय से अलग हो जाता है रक्त बहने लगता है। अच्छा होगा कि अपनी डॉक्टर से परामर्श करें।

प्रश्न : गर्भावस्था के अंतिम चरण में किन-किन बातों का खतरा रहता है?

उत्तर : योनि-मार्ग से रक्त आने पर तुरंत उपचार करवाएँ। इसके अतिरिक्त योनि-मार्ग से पानी बहना, उच्च रक्तचाप, शरीर के विभिन्न अंगों पर सूजन, तेज सिर दर्द, पेशाब कम मात्रा में आना, गर्भाशय में शिशु का न हिलना खतरनाक तथ्य हैं, अतः तुरंत डॉक्टरी उपचार करवाना चाहिए।

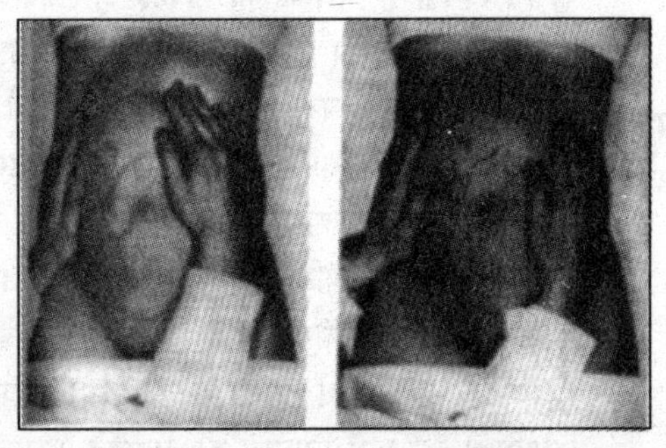

प्रश्न : मेरी पत्नी पहली बार माँ बनने जा रही है, मैं इस कार्य में उसकी क्या सहायता कर सकता हूँ?

उत्तर : आप शारीरिक न सही, मानसिक रूप से अपनी पत्नी का मनोबल बढ़ा सकते हैं। अकसर गर्भावस्था के दौरान स्त्रियों का स्वभाव चिड़चिड़ा हो जाता है। प्रसव से पूर्व, बेचैनी के समय पत्नी को गले लगाएँ। बाँहों में भरने व पीठ पर मालिश करने से उसका साहस बढ़ेगा। एक अच्छी पत्नी को सर्वाधिक सुख पति की बाँहों में ही मिलता है।

प्रश्न : कहते हैं, प्रसव की पीड़ा सहन नहीं हो पाती और प्रसवोपरांत नारी

एक नया जन्म लेती है, क्या प्रसव की पीड़ा से छुटकारा पाया जा सकता है?

उत्तर : यह एक स्वाभाविक क्रिया है। प्रसव-पीड़ा के दौरान पीठ पर मालिश करने अथवा कमर के निचले भाग पर, जहाँ कूल्हे मिलते हैं, गरम पानी की बोतल से सेंक देने या ऊपर से नीचे की ओर मालिश करने से यकीनन तकलीफ कम होगी। मालिश पाउडर लगाकर हथेलियों से करनी चाहिए। इस कार्य में आप घर में किसी संबंधी से सहायता ले सकती हैं। यदि आप पति के साथ अकेली रहती हैं तो आपके पति इस कार्य में आपको सहयोग दे सकते हैं।

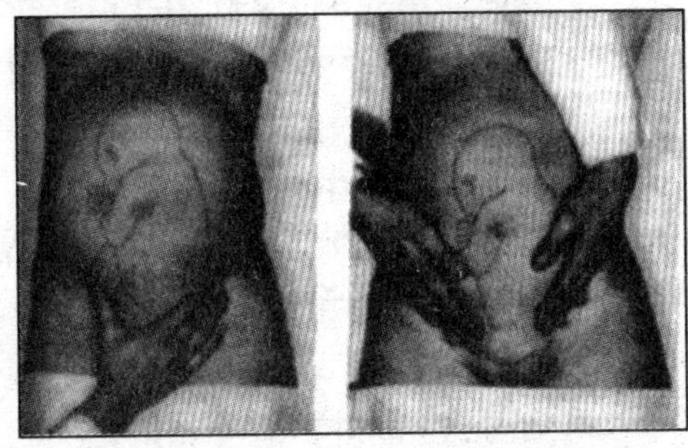

प्रश्न : सिजेरियन प्रसव के बारे में बताएँगे?

उत्तर : बच्चे का जन्म योनि-मार्ग से न होकर गर्भाशय को चीरकर करवाने की प्रक्रिया को 'सिजेरियन' कहते हैं। यह ऑपरेशन अनुभवी सर्जन द्वारा गर्भवती को बेहोश करके किया जाता है। प्रायः तो सिजेरियन सामान्य रूप से बच्चे का जन्म न होने की परिस्थिति में किया जाता है तथा ऑपरेशन के तुरंत बाद टाँके लगा दिए जाते हैं। परंतु सिजेरियन से पेट की त्वचा पर स्थायी दाग (निशान) पड़ जाते हैं, इसलिए बेहतर होगा कि चीर-फाड़ पेट के निचले भाग पर की जाए, जिससे निशान साड़ी या सलवार के अंदर त्वचा की सिलवटों अथवा योनि क्षेत्र के बालों की तह में छिप जाएँ।

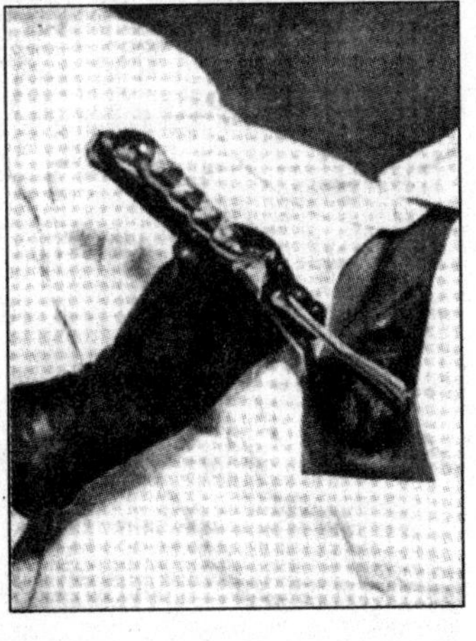

सिजेरियन होने पर तीन-चार दिन हलका व संतुलित आहार लेना चाहिए तथा शिशु को स्तनपान इस ढंग से करवाना चाहिए कि बच्चे का

बोझ पेट पर न पड़ने पाए।

बच्चे के दिल की धड़कन कमजोर हो और प्रसव में समय लग रहा हो, तो ऐसे समय बच्चे को बचाने के लिए अविलंब ऑपरेशन करना पड़ता है। यदि गर्भवती की हड्डी छोटी है या योनि-मार्ग तंग है तो भी बच्चे को ऑपरेशन से निकालना जरूरी हो जाता है। याद रहे, सिजेरियन द्वारा प्रसव केवल तीन बार हो सकता है।

प्रश्न : फोर-सैप प्रसव क्या होता है?

उत्तर : यंत्रों की सहायता से प्रसव होने की अवस्था को फोर-सैप प्रसव कहते हैं। जब गर्भवती हृदय रोग, उच्च रक्तचाप, दमा, टॉक्सीमिया, अत्यधिक कमजोरी से पीड़ित हो तो प्राय: प्रसव शीघ्र नहीं हो पाता। इस परिस्थिति में यांत्रिक उपकरण 'फोर-सैप' अथवा 'वैल्यूम एक्सट्रैक्टर' द्वारा प्रसव कराया जाता है। 'फोर-सैप' एक चिमटी की तरह का यंत्र होता है, जिससे बच्चे का सिर जकड़कर उसे सावधानी से बाहर निकाल लिया जाता है। 'वैक्यूम एक्सट्रैक्टर' एक रबड़ की नली में लगी टोपी होती है, जिससे पंप कर खिंचाव द्वारा बच्चे को नीचे खिसकाया जाता है।

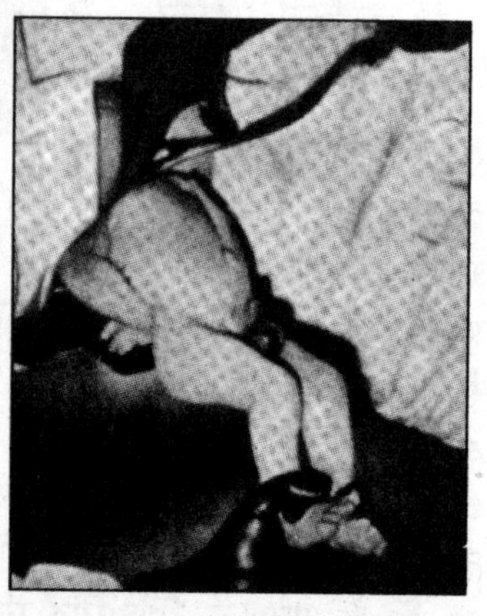

□

स्तनपान

यह धारणा बिलकुल गलत है कि शिशु को स्तनपान कराने से यौवन शीघ्र ढल जाता है, बल्कि स्तनपान कराने से माँ व शिशु दोनों का शारीरिक व मानसिक स्वास्थ्य अच्छा रहता है। यदि आप प्रथम बार माँ बन रही हैं तो बेहतर होगा कि प्रसव पूर्व किसी अनुभवी महिला से परामर्श लें। याद रहे, वक्ष ढलता है गलत ढंग से स्तनपान कराने पर। हमेशा बैठकर और स्तन को हाथ से सहारा देकर ही शिशु को स्तनपान कराइए। लेटकर स्तनपान कराने से स्तन खिंचकर लटक जाते हैं। कभी भी स्वयं लेटकर और बच्चे को बैठाकर अथवा स्वयं बैठकर और बच्चे को गोद में बिठाकर स्तनपान नहीं कराना चाहिए। हमेशा स्वयं बैठकर और बच्चे को गोद में लिटाकर स्तनपान कराएँ।

इस अवधि में सही नाप की ब्रेसियर पहननी चाहिए। अधिक कसी हुई या अधिक ढीली चोली पहनने से स्तनों का आकार बिगड़ जाता है। स्तनपान करानेवाली माताओं को अपने आहार का विशेष ध्यान रखना चाहिए। इन दिनों सामान्य से अधिक खनिज व प्रोटीनयुक्त भोजन लेना चाहिए। व्यायाम करके भी स्तन सुडौल रखे जा सकते हैं। स्तनपान कराने से यदि स्तन लटक जाएँ तो घरेलू उपचार द्वारा इन्हें सही रखा जा सकता

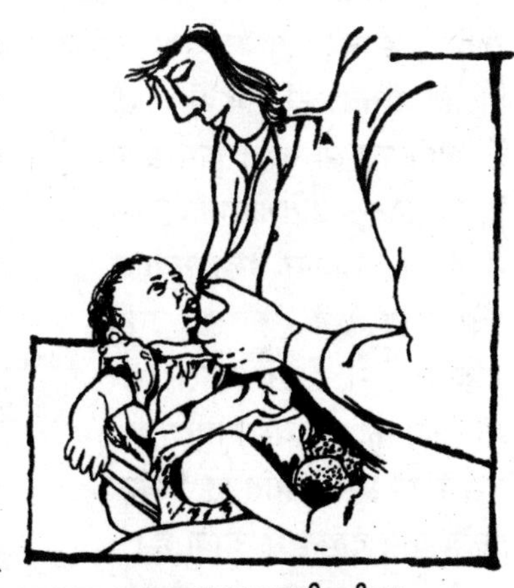

स्तनपान का सही तरीका

है। जैतून के तेल से मालिश कर पानी की ठंडी फुहार में स्नान करें, इससे विशेष लाभ होता है। शहद में माजूफल घिसकर स्तनों पर लेप करें, फिर लगभग आधे घंटे बाद स्नान कर लें।

बच्चे को स्तनपान कराने से पूर्व मानसिक एवं शारीरिक रूप से पूर्णतया तनावमुक्त रहने से ही मातृत्व का आनंद प्राप्त होता है। स्तनपान के दौरान यदि वक्षस्थल ढलक भी जाए तो समय के साथ-साथ नियमित व्यायाम एवं थोड़ी सावधानी बरतने से वक्ष अपने आप पहले जैसी स्थिति में आ जाते हैं। स्तनपान करानेवाली स्त्रियों को वक्षस्थल की सफाई की ओर भी विशेष ध्यान देना चाहिए। शिशु को दूध पिलानेवाली महिलाओं को नित्य लगभग दो मिनट गरम पानी से अपने वक्षों को धोना चाहिए। पानी जितना गरम हो उतना अच्छा रहेगा, लेकिन पानी इतना गरम नहीं होना चाहिए कि त्वचा झुलस जाए। इसके बाद अब दो मिनट वक्षों को ठंडे पानी से धोइए। इस क्रिया को दो-तीन बार दोहराना चाहिए। ताप परिवर्तन से वक्षस्थल में रक्त संचार तीव्र हो जाता है और फिर स्तन पुष्ट और सुडौल बनते हैं। इस बात का भी विशेष ध्यान रखें कि शिशु को स्तनपान कराने के बाद वक्षों में दूध बिलकुल न रहे, क्योंकि स्तनों में बचा दूध उन्हें बेडौल बना देता है। स्तनपान कराने के तुरंत बाद वक्ष को थोड़ी देर तक जोर-जोर से हिलाकर अँगुलियों में भींचना चाहिए। इस क्रिया को 'एक्सप्रेशन' कहते हैं तथा इसे तीन-चार बार दोहराने से बचा-खुचा दूध बाहर रिस जाता है और वक्ष में ताजगी व हलकापन महसूस होने लगता है।

गर्भवती महिलाओं को प्रारंभ से ही चूचुकों का भी विशेष ध्यान रखना चाहिए। इनकी बनावट सही नहीं होने के कारण कई बार नवजात शिशु को दूध पिलाते समय कठिनाइयाँ आती हैं; लेकिन ऐसा बहुत कम होता है, औसतन 5 प्रतिशत महिलाओं में ही यह विकार देखा गया है और वह भी केवल उन्हीं महिलाओं में, जिन्हें पहली बार माँ बनने का सुअवसर मिला हो। दूसरी बार प्रसवोपरांत यह विकार बहुत कम देखने में आया है।

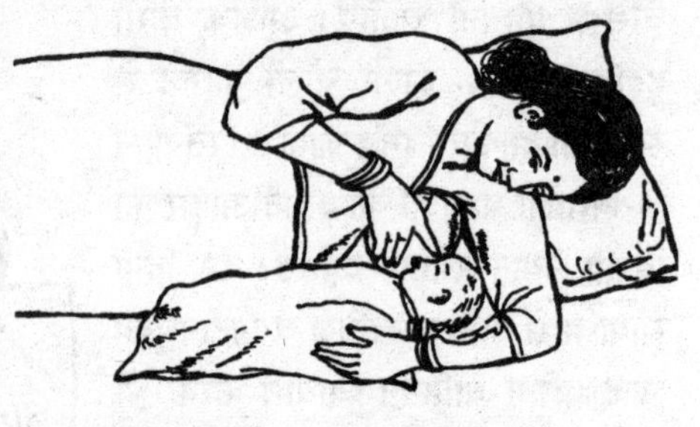

स्तनपान का गलत तरीका

प्राय: देखा गया है कि वक्षस्थल पर चूचुक यों तो उभरे होते हैं अथवा

पिचके होते हैं, जिस कारण शिशु को चूसने में कठिनाई होती है। यदि चूचुक पिचके हुए हों तो दोनों अँगुलियों में भींचकर शिशु के मुँह तक ले जाने का प्रयास करना चाहिए। चूचुक प्राय: तीन प्रकार के होते हैं—वक्ष में धँसे हुए, वक्षस्थल की सतह के बराबर और वक्षस्थल पर उभरे हुए। यदि चूचुक वक्षस्थल के अंदर धँसे हुए हों तो शिशु को स्तनपान कराने में अत्यधिक कठिनाई होती है। वक्षस्थल की सतह के बराबर चूचुकों को स्तनपान कराने से पूर्व हलकी सी मालिश करने व सहलाने से इनमें थोड़ा उभार आने लगता है। ऐसी हालत में उभर आए चूचुकों को दोनों अँगुलियों में भींचकर शिशु के मुख तक ले जाएँ।

गर्भावस्था के प्रारंभिक काल में हारमोंस के प्रभाव से चूचुकों में असामान्यता आ जाती है, लेकिन धीरे-धीरे ये सही आकार में आने लगते हैं। याद रहे, चूचुकों पर क्रीम अथवा मरहम का प्रयोग कदापि नहीं करना चाहिए और न ही इन्हें साबुन से धोना चाहिए। इन पर अकसर दुग्ध-स्राव होने से चिपचिपाहट महसूस होती है, पानी के छींटे मारकर इन्हें साफ कपड़े से पोंछ तो लें, लेकिन पूर्णतया साफ न करें, चूँकि यह तरल पदार्थ चूचुकों की संक्रमण से रक्षा करता है। कई गर्भवती स्त्रियों ने प्राय: जानना चाहा कि उनके पति को स्तनपान व स्तन-मर्दन करने की आदत है, क्या इससे वक्षस्थल पर दुष्प्रभाव पड़ता है। ऐसी स्त्रियों को जानना चाहिए कि यह पुरुष वर्ग की स्वाभाविक व प्राकृतिक क्रिया है। उन्हें अपने पति को दुत्कारना नहीं चाहिए। वास्तव में इस क्रिया द्वारा वक्षस्थल एवं चूचुकों का प्राकृतिक व्यायाम हो जाता है। वैसे भी वक्षस्थल के विकास के लिए व्यायाम आवश्यक है। स्नान से पूर्व बाथरूम में स्तनों को सहलाने से वक्षस्थल की मांसपेशियों पर दबाव महसूस होता है।

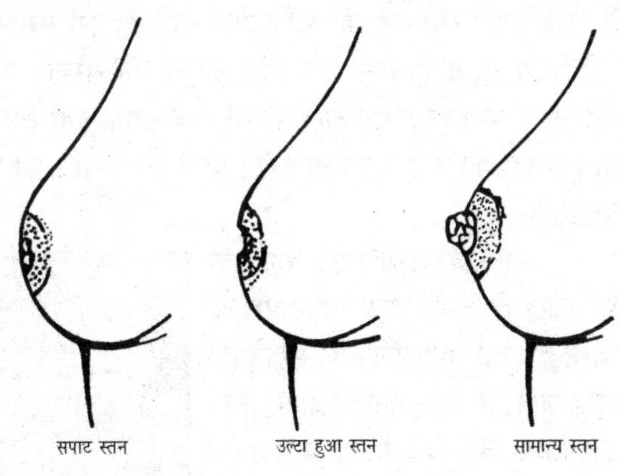

गर्भवती स्त्रियों को गर्भावस्था व प्रसवोपरांत वस्त्रों का सही चुनाव करना चाहिए। वक्ष विकास के लिए सूती ब्रेसियर का चुनाव करें। रेशमी या नायलोन की ब्रेसियर से पसीना आता है। फिटिंग ठीक नहीं होने के कारण वक्ष लटककर बेड़ौल

हो जाते हैं। तंग ब्रेसियर पहनने से वक्षस्थल पर दबाव पड़ता है, जिससे वक्षस्थल की शिराओं में खिंचाव के कारण दुग्ध-उत्पादन क्रिया प्रभावित होने की आशंका रहती है। हमेशा सामने से खुलनेवाली ब्रेसियर पहननी चाहिए, ताकि ब्रेसियर का हुक सुविधानुसार खोला तथा बंद किया जा सके। रात को सोते समय ब्रेसियर उतार देनी चाहिए।

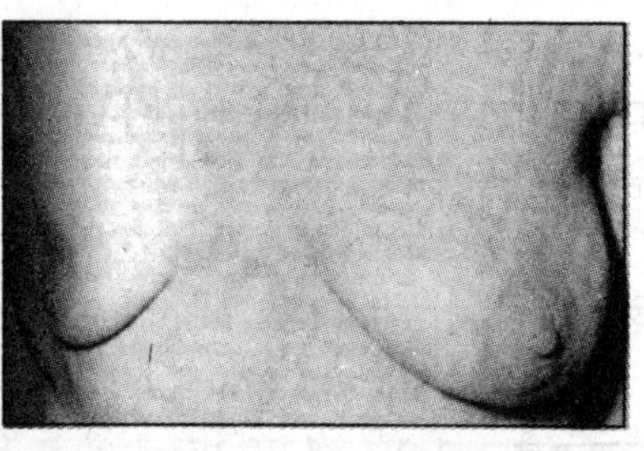

स्तनपान करानेवाली कई स्त्रियों को अकसर देखा गया है कि ब्रेसियर ऊपर या नीचे खींचकर वे शिशु को दूध पिलाने लगती हैं, यह एक बुरी आदत है। यदि स्तन छोटे आकार के हों और इनका पूर्ण विकास नहीं हो पाया हो तो ब्रेसियर उतार देनी चाहिए। इनका पूर्ण विकास नहीं होने के अनेक कारण होते हैं, जिनमें हारमोंस की खराबी, पौष्टिक आहार का अभाव, अनियमित मासिक धर्म, अल्पायु में अधिक शारीरिक श्रम आदि प्रमुख हैं। आमतौर पर देखा गया है कि आज औसतन 50 प्रतिशत युवा स्त्री वर्ग को या तो स्तन के अविकसित रहने की शिकायत होती है या आवश्यकता से अधिक बढ़ जाने की, और दोनों ही प्रकार की समस्याएँ उन्हें न केवल चिंतित किए रहती हैं, बल्कि इसे लेकर वे हीन ग्रंथि पाल लेती हैं। इस समस्या से परेशान कई स्त्रियाँ झूठे विज्ञापनों के चक्कर में पड़कर अपना धन बरबाद करती रहती हैं। बहुत सी महिलाओं के स्तन यौवन आने पर भी ठीक-ठाक नहीं उभरते और उनका वक्षस्थल प्राय: मरदों की तरह प्रतीत होता है। स्तनों को उभारने का एक प्राकृतिक उपाय इस प्रकार है—

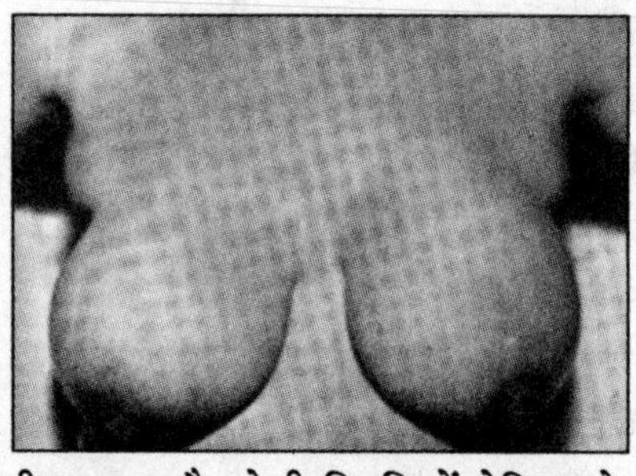

स्तनों को खूब मलें, यहाँ तक कि लाल हो जाएँ। फिर उनपर भैंस के बासी दूध का झाग मलें और सूखने दें। सूख जाने पर मल-मलकर साफ करें। इस क्रिया को दिन में दो बार करना चाहिए। वक्षस्थल में दुग्ध-उत्पादन के दौरान अकसर चूचुकों से दूध रिसने लगता है और ब्रेसियर का अग्रिम भाग गीला रहता है। ऐसी स्थिति में ब्रेसियर के अंदर सूती वस्त्र की तह जमाकर रखें, यह रिसते हुए दूध को सोख लेगी। रात्रि में

सोते समय बिस्तर पर सूती चादर बिछाने से भी दूध रिसने के कारण बिस्तर गीला नहीं होता। गर्भावस्था के दौरान या प्रसवोपरांत गर्भवती स्त्री को ऐसे वस्त्र पहनने चाहिए जिन्हें सहजता से उतारा जा सके। स्तनपान करानेवाली महिलाओं को रात्रि के समय 'नाइटी' पहननी चाहिए, जिससे दूध पिलाते समय आसानी से उतारा या पहना जा सकता है।

पहली बार माँ बननेवाली स्त्रियों को अनेक समस्याओं का सामना करना पड़ता है। यहाँ माँ बननेवाली स्त्रियों द्वारा पूछे गए कुछ सवालों के सुझाव दिए जा रहे हैं—

एक युवा महिला ने पूछा है कि वह माँ बननेवाली है; लेकिन होनेवाले शिशु को स्तनपान कराने की कल्पना मात्र से उसे शर्म महसूस होने लगती है।

ऐसी स्त्रियों को ज्ञात होना चाहिए कि नारी जीवन में मातृत्व एक सुखद कल्पना है तथा बच्चे के पालन-पोषण के लिए शर्म-लाज त्यागने में ही समझदारी होगी। घर से बाहर बच्चे को स्तनपान कराते समय यह जरूरी नहीं कि वक्षस्थल का नग्न-प्रदर्शन किया जाए। वक्षस्थल को दुपट्टे, साड़ी के पल्लू, शॉल अथवा तौलिए से छिपाया जा सकता है। फिर अपने बच्चे को दूध पिलाने में संकोच कैसा! बेहतर होगा, बाहर जाते समय साड़ी-ब्लाउज पहनें, चूँकि इससे स्तनपान सहज रूप से कराया जा सकता है। यात्रा के दौरान यह एक उचित पोशाक है। अकसर देखा गया है कि अधिकांश महिलाएँ शिशु को स्तनपान कराते समय संकोच महसूस करती हैं। ऐसी स्त्रियों को शर्म त्याग देनी चाहिए। कई स्त्रियाँ सोचती हैं कि शिशु को स्तनपान कराने से उनका वक्षस्थल बेडौल हो जाएगा, लेकिन यह धारणा सर्वथा गलत है।

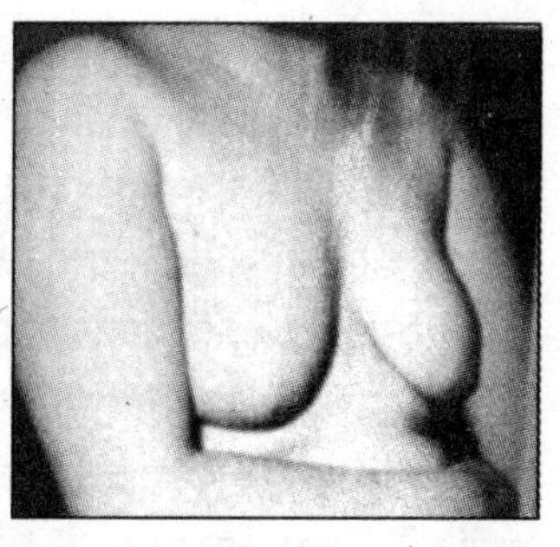

जैसा कि आमतौर पर कहा जाता है कि एक स्त्री के व्यक्तित्व एवं यौवन आकर्षण में सुडौल वक्ष का महत्त्वपूर्ण योगदान होता है, यह पूर्णतया सत्य है। लेकिन यहाँ बताना उचित होगा कि स्तनपान करानेवाली महिलाओं के स्तनों में प्रसार का मुख्य कारण गर्भधारण के दौरान शरीर में हारमोंस का प्रभाव एवं वक्षस्थल में दुग्ध-उत्पादन एवं वितरण क्रिया होती है। इन दिनों चूचुकों का रंग साँवला हो जाता है व आकार बढ़ जाता है। प्रसवोपरांत प्राय: वक्षस्थल की शिराओं में दूध जमा होने व स्राव के कारण वक्षस्थल के आकार में

और भी परिवर्तन होना स्वाभाविक है, लेकिन इन दिनों जहाँ तक संभव हो कसी हुई ब्रेसियर पहननी चाहिए। याद रहे, इस मामले में सही ब्रेसियर का चुनाव अति आवश्यक है।

कई स्त्रियों की शिकायत होती है कि वक्षस्थल का आकार बिगड़ने से उनके पति खिंचे-खिंचे से रहते हैं।

निश्चिंत रहें, यह अस्वाभाविक प्रतिक्रिया है, इस अवस्था में सहनशीलता की आवश्यकता होती है। समय के साथ सब अपने आप ठीक हो जाएगा। आज औसतन 50 प्रतिशत युवा स्त्री वर्ग को या तो वक्ष के अविकसित रहने की शिकायत होती है अथवा आवश्यकता से अधिक बढ़ जाने की, और दोनों ही प्रकार की समस्याएँ उन्हें न केवल चिंतित किए रहती हैं, बल्कि इसे लेकर वे हीन भावना से ग्रसित हो जाती हैं। इस समस्या से परेशान कई महिलाएँ झूठे विज्ञापनों के चक्कर में पड़कर अपना धन बरबाद करती रहती हैं।

एक अन्य महिला ने अपनी समस्या बताते हुए कहा कि दाएँ स्तन की अपेक्षा उसका बायाँ स्तन बहुत छोटा है। क्या यह कोई शारीरिक विकार है?

ऐसी स्त्रियों को यह ज्ञात होना चाहिए कि यह कोई शारीरिक विकार नहीं। बच्चे के एक ओर स्तनपान करने से कई बार यह समस्या आती है अथवा शारीरिक हारमोंस के असंतुलन के कारण भी स्तनों के आकार में अंतर आ जाता है। छोटेवाले बाएँ स्तन के विकास के लिए ऐसी महिलाओं को प्रतिदिन सोने से पूर्व स्तन की मालिश करनी चाहिए। इसके लिए एक सरल व्यायाम इस प्रकार है—बाईं भुजा को ऊपर सीधा तान लें और गोलाई में तेजी से घुमाएँ, जिससे बाएँ स्तन की मांसपेशियों पर कसाव उत्पन्न हो सके। धीरे-धीरे आपको इसके आकार में अंतर नजर आने लगेगा।

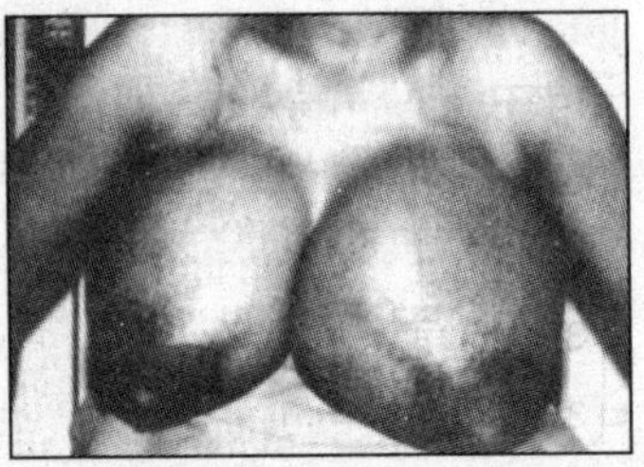

कई बार शिशु को केवल एक ओर स्तनपान कराने से एक स्तन दूसरे की अपेक्षा बड़ा या छोटा हो जाता है। इसके लिए चिंतित होने की आवश्यकता नहीं। छोटे स्तन पर नरिशिंग क्रीम से नियमित मालिश करें और फिर बारी-बारी से गरम व ठंडे जल के छींटे डालें। ऐसा बार-बार करने से धीरे-धीरे छोटा स्तन सही आकार में आ जाता है।

अब 'मम्माप्लास्टी' क्रिया द्वारा स्तनों के आकार को घटाया या बढ़ाया जा सकता है। स्तन आवश्यकता से अधिक भारी हों तो स्त्री भद्दी व बेडौल लगती है।

स्तन बहुत छोटे या चपटे हों तो भी वह सौंदर्यहीन लगती है। इसके अलावा बच्चे को दूध पिलाने में भी कठिनाई आती है। वक्ष सौंदर्य की चेतना भी आज इतनी बढ़ गई है कि सामान्य व्यायाम, यांत्रिक व्यायाम, हारमोन चिकित्सा आदि से लाभ नहीं होने पर प्लास्टिक सर्जरी का सहारा लिया जा सकता है। याद रहे, हारमोन चिकित्सा कभी भी किसी योग्य डॉक्टर के परामर्श के बिना नहीं करानी चाहिए; क्योंकि इससे कैंसर होने या अन्य हानि का डर रहता है। पोषण व व्यायामों से कोई लाभ न हो तो फिर प्लास्टिक सर्जरी करके छोटे स्तनों को उभार दिया जाता है। स्तन भारी, बेडौल हों तो इन्हें छीलकर अनावश्यक मांस निकाल दिया जाता है या महिला की जाँघ से मांस लेकर अथवा 'सिलास्टिक लैग' भरकर उन्हें सही आकार व उभार दे दिया जाता है। इस क्रिया द्वारा 'एनस्थीसिया' देकर 'मेजर ऑपरेशन' किया जाता है। परंतु यह उपचार किसी अनुभवी सर्जन से ही करवाएँ।

शीघ्र ही माँ बननेवाली एक गर्भवती ने जानना चाहा है कि वक्षस्थल के अग्रिम भाग पर अत्यधिक अवांछनीय रोम होने के कारण प्रसवोपरांत बच्चे को स्तनपान कराते समय उसे कठिनाई का सामना करना पड़ सकता है।

वक्षस्थल पर यदि अधिक बाल हों तो अनावश्यक बालों को प्लकिंग, शेविंग अथवा बाल सफा क्रीम द्वारा साफ नहीं करना चाहिए। इसके लिए इलेक्ट्रोलिसिस एकमात्र साधन है, जिससे अनावश्यक बालों को स्थायी रूप से साफ किया जा सकता है। लेकिन याद रहे इलेक्ट्रोलिसिस के बाद घाव होने का डर रहता है तथा घाव भरने के लिए कम-से-कम पैंतालीस से साठ दिन का समय लग सकता है। इसके लिए एक सुझाव है कि इलेक्ट्रोलिसिस माँ बनने की इच्छा होने से पूर्व ही करवा लें। प्रसवोपरांत इलेक्ट्रोलिसिस से उपर्युक्त दुष्प्रभाव होने का डर रहता है।

यदि माँ बनने का पहला अवसर हो तो गर्भवती स्त्रियों को अपने आहार-विहार की ओर विशेष ध्यान देना चाहिए। गर्भवती का आहार कैसा हो? वह क्या खाए, क्या नहीं खाए और कितना खाए? इसकी जानकारी हर स्त्री के लिए जरूरी है। यह सोचना कि गर्भधारण कोई रोग है, गलत है। वास्तव में यह एक अलौकिक अनुभव है, जो नारी की नैसर्गिक मातृत्व की लालसा को पूर्ण कर उसके सौंदर्य और आत्म-गरिमा को चार चाँद लगाता है।

गर्भवती स्त्रियों की भूख असामान्य रूप से बढ़ जाती है, लेकिन बार-बार खाने से या अधिक खाने से जहाँ प्रसव काल में अधिक कष्ट उठाना पड़ सकता है, वहाँ शारीरिक सौंदर्य पर भी बुरा असर पड़ने लगता है। पहली बार माँ बननेवाली

स्त्रियों को इससे विशेष कष्ट भोगना पड़ता है। प्रायः देखा गया है कि गर्भवती स्त्रियों को गर्भधारण के प्रारंभिक महीनों में, विशेषकर दूसरे व तीसरे महीने में 'मॉनिंग सिकनेस' और जी मिचलाने की शिकायत रहती है। प्रातः उठते ही कुरकुरे बिस्कुट के साथ एक प्याला चाय अथवा कॉफी पीने से उलटी आनी बंद हो जाती है। प्रातः एक गिलास हलके गरम पानी में नीबू निचोड़कर पीने से भी जी मिचलाना कम हो जाता है। दूसरी संतान के जन्म से पूर्व यह कष्ट बहुत कम होता है। मानसिक दशा में परिवर्तन होने पर कई गर्भवती स्त्रियाँ ऐसे खाद्य-अखाद्य पदार्थों के लिए ललचाती हैं, जो हानिकारक होते हैं। ऐसी स्त्रियों को सोंधी मिट्टी, खपड़ा, कड़वी मिर्च, अचार, खटाई इत्यादि खाने के लिए बेचैन देखा गया है। शरीर में कैल्सियम का अभाव होने पर स्त्रियों में अकसर यह विकार पैदा होता है।

गर्भवती के लिए कुछ महत्त्वपूर्ण बातें

1. अपनी सामान्य दिनचर्या में प्रथम सात माह तक कोई रुकावट अथवा परिवर्तन नहीं करना चाहिए।
2. पेट साफ रहना चाहिए। कब्ज की शिकायत होने पर उपचार कराएँ।
3. अपच पैदा करनेवाले भारी खाद्य पदार्थों से परहेज करें।
4. खुली हवा में भ्रमण, हलके व्यायाम और आसन करने से मानसिक शांति एवं शारीरिक सौंदर्य में निखार आता है।
5. ऋतु के अनुकूल खुले व हलके वस्त्र पहनें।
7. कठिन परिश्रम तथा अधिक भाग-दौड़ से बचिए।
8. चिंता और भय नजदीक न आने दें।
9. अपनी आँखें, दाँत, केशों की स्वच्छता और शारीरिक सुंदरता पर नियमित रूप से ध्यान दें।
10. पड़ोसी स्त्रियों, परिजनों और सहेलियों से अपने किसी कष्ट निवारण के लिए परामर्श नहीं लेना चाहिए अन्यथा वे अपना-अपना किस्सा छेड़ देंगी और उनके भोगे हुए कष्टों का कल्पित वर्णन आपको मानसिक रूप से भयभीत कर देगा। आपको केवल अपने डॉक्टर पर भरोसा करना चाहिए।
11. वक्षस्थल एवं चूचुकों को साफ रखें तथा इनपर साबुन न लगाएँ।
12. इसमें संदेह नहीं कि गर्भवती महिला को पर्याप्त मात्रा में विटामिन चाहिए। कई महिलाओं को देखा गया है कि व्रिटामिनों के मामले में वे अपनी डॉक्टर स्वयं बन जाती हैं। अकसर डॉक्टर भी आजकल नहीं सोचते हैं कि यदि

गर्भिणी को विटामिनों से भरपूर प्रेसक्रिप्शन नहीं दिया तो उसे उसकी विद्वत्ता पर भरोसा नहीं होगा। पत्र-पत्रिकाओं में आकर्षक विज्ञापनों को पढ़कर लोग समझते हैं कि विटामिन से भरपूर टॉनिक लेने से वे स्वस्थ और सुंदर रहेंगे, लेकिन यह उनका भ्रममात्र है। दैनिक भोजन में शरीर को विटामिनों की जितनी मात्रा में आवश्यकता होती है, उससे अधिक मिलने से दुष्प्रभाव भी हो सकता है। यदि संतुलित भोजन पर्याप्त मात्रा में मिल रहा है तो विटामिनों की गोलियाँ लेने से बचें। आधुनिक मेडिकल रिसर्च के अनुसार अधिक मात्रा में विटामिन लेने से मांसपेशियों में दुर्बलता, घबराहट, कँपकँपाहट, सिर दर्द, निम्न रक्तचाप की शिकायत होती है। इससे चेहरे की त्वचा पर मुँहासे निकलने का डर रहता है। इसलिए यह उपयुक्त होगा कि विटामिनों की मात्रा का अनुपात चिकित्सक के परामर्श से तय किया जाए अन्यथा स्वास्थ्य पर दुष्प्रभाव हो सकता है।

13. गर्भवती स्त्रियों को नित्य थोड़े समय के लिए धूप स्नान अवश्य करना चाहिए, इससे शरीर को विटामिन 'डी' प्राप्त होता है। गर्भिणी के शरीर में विटामिन बी-12 की मात्रा कम होने पर स्वास्थ्य पर दुष्प्रभाव होने की आशंका रहती है, ऐसी हालत में डॉक्टरी परामर्श लेना आवश्यक है।
14. स्तनपान करानेवाली महिलाओं को अकसर स्तनपान की अवधि के बीच चूचुकों से हलका-हलका दूध रिसने की शिकायत रहती है, ऐसी हालत में वक्ष को रगड़कर साफ नहीं करना चाहिए बल्कि मुलायम वस्त्र की तह बनाकर रखनी चाहिए, जिससे रिसता हुआ दूध अपने आप जज्ब हो जाए। याद रहे, चूचुकों से रिसनेवाले द्रव्य से दुष्प्रभाव होने की आशंका नहीं रहती।
15. यदि चूचुक नरम व इनकी त्वचा मुलायम नहीं है तो इनपर क्रीम अथवा तेल द्वारा सहज मालिश करनी चाहिए। याद रहे, वक्षस्थल पर सरसों के तेल की मालिश कदापि न करें अन्यथा इसकी जलन आप शायद बरदाश्त न कर पाएँगी। शिशु को स्तनपान कराने से पूर्व क्रीम अथवा तेल को अच्छी तरह साफ कर लेना चाहिए।
16. अपने स्तन एवं चूचुकों को हमेशा शुष्क रखें। नित्य कुछ समय के लिए वक्षस्थल को खुला रखना चाहिए।
17. स्तनपान कराने के बाद वक्ष के अंदर बचा-खुचा दूध निकालना एक अच्छी आदत है, इससे मानसिक तनाव कम हो जाता है। वक्षस्थल को सहज रूप से सहलाने से शिराओं में बचा-खुचा दूध अपने आप रिसने लगता है। वक्षस्थल

पर पानी के छींटे मारने से भी रिसाव में तेजी आ जाती है। वक्ष की शिराओं में दूध जमा रहने से प्राय: तनाव, सूजन, जलन व पीड़ा होने का डर रहता है और इससे अकसर ताजे दूध का वक्षस्थल के अंदर उत्पादन थम जाता है। ऐसी हालत में अकसर डॉक्टर 'एस्प्रिन' लेने की सलाह देते हैं, लेकिन चिकित्सक के परामर्श के बिना औषधि कदापि नहीं लेनी चाहिए। वक्षस्थल पर गरम व ठंडे पानी से बारी-बारी छींटे मारने से अकसर इस समस्या से छुटकारा पाया जा सकता है। 'ब्रेस्ट पंप' द्वारा वक्ष में जमा हुआ दूध निकालने से आराम मिलता है।

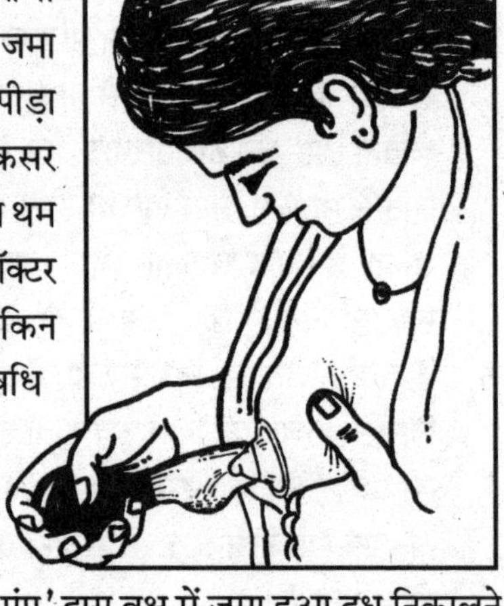

□

6

गर्भधारण व प्रसवोपरांत विभिन्न वक्ष समस्याएँ

इस अवस्था के दौरान गर्भवती के सामने आनेवाली कुछ समस्याएँ इस प्रकार हैं—

चूचुकों से तैलीय स्राव

प्रसवोपरांत यह एक आम समस्या है। वक्ष उभार के आस-पास असंख्य शिराओं (Montgomery's Tubercles) में से हर समय चिकनाईयुक्त द्रव्य रिसता रहता है, जो कीटाणुनाशक होने के बावजूद चूचुकों को कोमलता व लचीलापन प्रदान करता रहता है। चिकनाईयुक्त द्रव्य पदार्थ को साबुन द्वारा कदापि साफ नहीं करना चाहिए अन्यथा चूचुकों की त्वचा फट जाने का डर रहता है। इनको साफ करने के लिए ठंडे पानी से छींटे मारिए।

स्तनपान के समय पेट के निचले भाग में दर्द रहना

यह समस्या अकसर प्रसवोपरांत स्तनपान कराने के दौरान आती है। घबराइए नहीं, ऐसी अवस्था में अकसर हलके दर्द का एहसास होना स्वाभाविक है। स्तनपान कराते समय हारमोन स्राव के कारण गर्भाशय के सिकुड़ने से दर्द होना सर्वथा स्वाभाविक है तथा प्रमाणित करता है कि शरीर में दुग्ध उत्पादन एवं वितरण प्रणाली स्वस्थ रूप से कार्यरत है। ऐसी हालत में वक्षस्थल में गुदगुदी होना, दूध का सही रूप से स्राव और स्तनपान के समय चूचुकों में दर्द न होना आदि कुछ प्रमुख कारण हैं।

वक्ष-शिराओं में दूध का जमाव

ऐसी हालत में वक्ष-शिराओं में दूध का बहाव रुकने के कारण अकसर बेचैनी महसूस होती है। वक्षस्थल में गाँठ बन जाने से स्तनपान के दौरान तेज दर्द होने लगता है, जिसका मुख्य कारण वक्ष-शिराओं में दूध जम जाना है। ऐसी हालत में कई बार बुखार होने के लक्षण नजर आते हैं। कई बार तंग चोली पहनने से वक्ष का कसाव होने के कारण वक्ष-शिराओं में दूध का बहाव थम जाता है। स्तनपान करानेवाली स्त्रियों को सही ब्रेसियर का चुनाव करना चाहिए। यह न तो तंग हो और न ही ढीली। दूध जमने के लक्षण प्रतीत होने पर शिशु को स्तनपान अवश्य करवाना चाहिए, ताकि यह समस्या और गंभीर न होने पाए। दुष्प्रभावित वक्षस्थल पर धीमी गति से (गोलाइयों के उभार से चूचुकों की दिशा में) मालिश करने से अकसर जमा हुआ दूध धीरे-धीरे रिसने लगता है, जिससे आराम मिलता है। शिशु को स्तनपान कराने के बाद, वक्ष में बचे-खुचे दूध को निकाल लें। वक्षस्थल पर बारी-बारी ठंडी व गरम टकोर करने से राहत मिलती है। अत्यधिक दर्द होने पर डॉक्टरी परामर्श के अनुसार 'एस्प्रिन' लेनी चाहिए। ऐसी हालत में जरा सी असावधानी के कारण 'मास्टाइटिस' होने का डर रहता है।

मास्टाइटिस

वक्षस्थल की शिराओं में दूध जम जाने के कारण रुकावट होने से वक्ष की त्वचा लाल होने के बाद सूज जाती है और खिंचाव के कारण तेज दर्द होने लगता है। स्तनपान कराते समय तेज दर्द के बावजूद बच्चे को नियमित रूप से दूध पिलाने का परामर्श दिया जाता है अन्यथा वक्ष में घाव होने से मवाद भरा फोड़ा बन जाने का डर रहता है। अच्छा होगा कि अपनी घरेलू डॉक्टर की सलाह लें। अकसर डॉक्टर इस रोग के उपचार के लिए 'एंटी-बायोटिक्स' लेने की सलाह देती हैं, ताकि त्वचा की सूजन व दर्द से राहत मिल सके। कई बार दूध के साथ मवाद भी आने लगता है, ऐसी हालत में डॉक्टरी उपचार करवाना अति आवश्यक है। थोड़े अंतराल के बाद वक्ष-शिराओं में जमा दूध निकालते रहने से आराम मिलता है।

वक्ष के अंदर मवाद भरे फफोले होना

ऐसी स्थिति में स्तनपान कराना शिशु के स्वास्थ्य के लिए हानिकारक हो सकता है, अतः तुरंत डॉक्टर से परामर्श लेना चाहिए। स्पष्ट है कि फफोलों में भरा मवाद स्तनपान कराते समय बच्चे के अंदर जाएगा। यदि फफोले एक वक्ष में ही हों

तो शिशु को स्तनपान दूसरे वक्ष से करवाना चाहिए। ऐसी हालत में दुष्प्रभावित वक्ष से शिराओं में जमा हुआ दूध नियमित निकालते रहना चाहिए और फिर इसे फेंक देना ही उचित रहता है। वक्ष में मवाद भरना आम शिकायत नहीं, लेकिन यह शिकायत होने पर तुरंत डॉक्टरी उपचार करवाना चाहिए।

चूचुकों की त्वचा फटना व दरारें पड़ना

त्वचा में दरारें पड़ने अथवा फट जाने में विशेष अंतर नहीं, त्वचा प्रायः चूचुकों की सतह से फट जाने से इनमें से रक्त रिसने लगता है तथा स्तनपान कराते समय बड़ी तकलीफ होती है। इन पर इक्का-दुक्का दरार पड़ने से शिशु को स्तनपान कराते समय विशेष कठिनाई नहीं होगी। इन्हें स्वस्थ रखने के लिए कुछ सुझाव इस प्रकार हैं—

- ★ स्तनों को स्वच्छ पानी से धोना चाहिए और चूचुकों को शुष्क रखें।
- ★ चूचुकों पर साबुन का प्रयोग कम-से-कम अथवा नहीं करना चाहिए।
- ★ यदि वक्षस्थल की शिराओं से दूध रिसता है तो इसे साफ कपड़े की तह लगाकर जज्ब करना चाहिए।

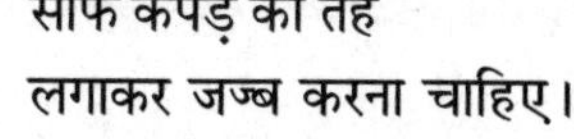

चूचकों की त्वचा फट जाना व दरारें

- ★ हमेशा साफ ब्रेसियर पहननी चाहिए।
- ★ स्तनपान कराने के बाद चूचुकों को साफ करना एक अच्छी आदत है।
- ★ वक्षस्थल को नित्य खुली हवा में थोड़ी देर खुला रखें।
- ★ वक्ष पर तेल अथवा क्रीम लगाकर हलकी-हलकी मालिश करनी चाहिए, लेकिन शिशु को स्तनपान कराने से पूर्व इसे अच्छी तरह धो लें।
- ★ गर्भकाल के दौरान वक्षस्थल पर तेल अथवा क्रीम से मालिश करनी चाहिए। प्रायः देखा गया है कि गर्भिणी की छातियों से निकलनेवाला

प्राकृतिक तैलीय द्रव्य वक्षस्थल की त्वचा व चूचुकों को मुलायम रखता है।

फटे हुए चूचुकों की देखभाल

चूचुकों की त्वचा फटी होने पर भी शिशु को स्तनपान कराना जरूरी होता ही है, लेकिन यदि संभव हो तो पहले कम दर्दवाले चूचुक से ही शिशु को स्तनपान कराएँ। इस दौरान दूसरे स्तन में तनाव कम होने लगता है और फिर शिशु को स्तनपान कराते समय दर्द कम होता है। शिशु को सही ढंग से स्तनपान कराने से आप दर्द से बच पाएँगी। वक्ष उभार को अच्छी तरह शिशु के मुख से लगाएँ, ताकि शिशु चूचुकों पर प्रहार न कर पाए। अब थोड़े समय बाद शिशु के मुख से दूसरा चूचुक लगाइए, जिससे शिशु बारी-बारी दोनों वक्षों से दूध प्राप्त कर सके तथा एक ही वक्ष पर सारा बोझ न पड़े। इस बात का विशेष ध्यान रखना चाहिए कि स्तनपान करते समय बच्चा चूचुकों को न काट पाए। यदि ये फटे हों तो घावों पर फैली शुष्क दूध की पपड़ी कदापि न हटाएँ अन्यथा पपड़ी के नीचे घाव में से रक्त रिसने लगता है, जो स्तनपान करते समय बच्चे के मुँह में प्रवेश कर सकता है। अधिक तकलीफ होने पर डॉक्टर से परामर्श लेना चाहिए। स्तनों पर प्रकाश की किरणें डालने अथवा 'एंटी-सेप्टिक' क्रीम लगाने से इस समस्या से छुटकारा पाया जा सकता है। चूचुकों को रोजाना खुली हवा में खुला छोड़ने से भी आराम मिलता है। इन पर दरारें पड़ने लगें तो शिशु को स्तनपान कराते समय अत्यधिक परेशानी होती है, ऐसी स्थिति में स्तनपान कराते समय इनपर रबड़ की कवच चढ़ा दी जाती है।

कुछ सवाल जो हर गर्भवती जानना चाहती है

प्रश्न : वक्षस्थल पर चूचुक समतल अथवा अंदर की ओर धँसे हों तो बच्चे को दूध कैसे पिलाना चाहिए?

उत्तर : ऐसा कम ही देखा गया है, चूँकि प्रसवोपरांत स्तनों पर चूचुकों का उभर आना एक स्वाभाविक क्रिया है। चूचुकों की समस्या औसतन केवल तीन-चार प्रतिशत महिलाओं में पाई गई है। चूचुक स्तन की सतह पर से न उभरे या अंदर की ओर धँसे होने पर नवजात शिशु को स्तनपान करने में कठिनाई होगी। स्तन की सतह पर चूचुक के न उभरे होने पर अपनी अँगूठी इसके छिद्र पर रखकर धीरे-धीरे दबाएँ, जिससे दबाव के कारण छिद्र बाहर की ओर उभर आएगा। अब इस उभरे हुए भाग को सहज रूप से शिशु के मुख

तक ले जाएँ। यदि अँगूठी उपलब्ध न हो तो अँगूठे व प्रथम अँगुली में दबाकर उभरे हुए चूचुक को शिशु के मुँह में रखना चाहिए।

प्रश्न : पहली बार माँ बनने जा रही हूँ। स्तन व चूचुक छोटे हैं, क्या बच्चे को स्तनपान करवा पाऊँगी?

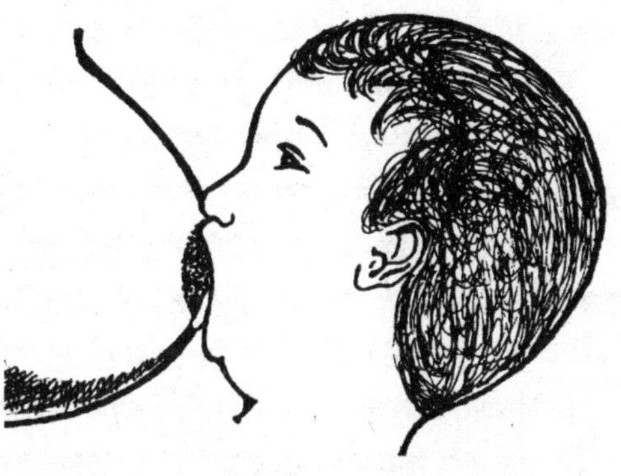

उत्तर : क्यों नहीं। छोटे स्तन की स्वामिनी महिलाओं को प्राय: एक अच्छी स्तनपान करानेवाली माता के रूप में पाया गया है। आपका यह सोचना कि छोटे वक्षस्थल के कारण दूध उत्पादन क्षमता कम होगी, यह सत्य नहीं। चूचुक छोटे, समतल या अंदर की ओर धँसे होने पर शिशु को स्तनपान कराने में कठिनाई तो होती है, लेकिन यह कोई शारीरिक विकार नहीं है।

प्रश्न : प्रसवोपरांत शिशु को स्तनपान कराने के दौरान क्या यौन-क्रिया हानिकारक होती है? मेरे पति को स्तनपान करने में आनंद आता है, क्या करूँ?

उत्तर : स्तनपान करानेवाली महिलाओं पर यौन-क्रिया से कोई फर्क नहीं पड़ता, बशर्ते दोनों में परस्पर सहमति हो। प्राप्त आँकड़ों के अनुसार, देखा गया है कि शिशु को स्तनपान करानेवाली महिलाएँ शीघ्र ही पूर्व अवस्था में लौट आती हैं, जबकि कृत्रिम साधनों से दूध पिलानेवाली स्त्रियों का दैहिक सौंदर्य धीमी गति से लौटता है और इसका मुख्य कारण यह है कि स्तनपान करानेवाली महिलाओं के शरीर में हारमोन प्रक्रिया तीव्र होती है। इसके अलावा स्तनपान करानेवाली महिला को यौन-क्रीड़ाओं में अग्रिम देखा गया है। पति द्वारा स्तनपान करने से यदि लाभ नहीं तो हानि भी नहीं होती, बशर्ते आपको एतराज न हो। यदि स्तनपान कराते समय आपको दर्द महसूस होता हो या चूचुकों में से द्रव्य रिसता हो तो यौन-क्रीड़ा शिशु को स्तनपान कराने के बाद ही करनी चाहिए। अच्छा होगा कि प्रसवोपरांत चार से छह सप्ताह तक शारीरिक सम्मिलन से बचें। सहवास उसी अवस्था में करना चाहिए, जिससे शारीरिक कष्ट न हो।

प्रश्न : दो सप्ताह पूर्व ही माँ बनने का सौभाग्य प्राप्त हुआ है। प्रारंभ से ही मैं अपना दूध पिला रही हूँ। बच्चे का पेट खराब रहता है, क्या स्तनपान कराना बंद कर दूँ ?

उत्तर : यदि बच्चे के मल का रंग पीला, मात्रा कम और दुर्गंध रहित है तो चिंता की कोई बात नहीं और न ही किसी उपचार की आवश्यकता है। शिशु के पेट में गैस बनने से अकसर ऐसा होता है।

प्रश्न : बच्चे का जन्म लगभग एक सप्ताह पहले हुआ था, लेकिन उसके वजन में अभी तक कोई वृद्धि नहीं हुई, क्या दूध में कुछ कमी है ?

उत्तर : जन्म के बाद तीन-चार दिनों तक नवजात शिशु के वजन में थोड़ी कमी आती है, फिर धीरे-धीरे वजन निरंतर बढ़ने लगता है। शिशु के वजन में वृद्धि का विशेष महत्त्व नहीं होता। यदि शिशु को स्तनपान कराया जा रहा हो, स्तनपान के तुरंत बाद यदि बच्चे का बिस्तर गीला होता है और वक्ष से दूध की मात्रा का सही स्राव हो रहा है तो चिंता की आवश्यकता नहीं। फिर भी चाहें तो अपना लेडी डॉक्टर की सलाह लें और शिशु को स्तनपान कराने की अवधि बढ़ा सकती हैं। अच्छा होगा कि दूध की मात्रा बढ़ने पर शिशु को स्तनपान कराया जाए, ऐसी स्थिति में वक्षस्थल में भारीपन महसूस होता है।

प्रश्न : क्या एच.आई.वी. अथवा एड्स से पीड़ित महिलाओं को अपने शिशु को स्तनपान कराना चाहिए ?

उत्तर : इस रोग से पीड़ित स्त्री द्वारा बच्चे को स्तनपान कराने से रोग नहीं फैलता; लेकिन कहा गया है कि यौन-संबंध द्वारा रोग के जीवाणु एक शरीर से दूसरे शरीर में प्रवेश करते हैं। ऐसी स्थिति में शिशु को कृत्रिम या ऊपर का (गाय, भैंस) दूध पिलाना ही अच्छा रहता है।

प्रश्न : क्या स्तनपान करानेवाली स्त्रियों को चाय अथवा कॉफी से परहेज करना चाहिए ?

उत्तर : चाय अथवा कॉफी माता या बच्चे के स्वास्थ्य के लिए हानिकारक नहीं, लेकिन इसका अधिक सेवन भी सेहत के लिए हितकर नहीं। इसके अधिक सेवन से शरीर में दुग्ध उत्पादन क्षमता घटती है।

प्रश्न : क्या स्तनपान करानेवाली स्त्रियों के लिए धूम्रपान हानिकारक है ?

उत्तर : स्तनपान करानेवाली महिलाओं को धूम्रपान से बचना चाहिए। तंबाकू में पाए जानेवाला निकोटिन स्तनों में एकत्रित दूध को दूषित कर दुष्प्रभाव के लक्षण अर्थात् नींद का अभाव, मानसिक अशांति, दूध उत्पादन में कमी

आदि उत्पन्न करता है। तंबाकू से उठता हुआ धुआँ बच्चे के स्वास्थ्य के लिए हानिकारक होता है।

प्रश्न : स्तनपान करानेवाली महिलाओं के लिए मदिरापान करना कितना घातक हो सकता है?

उत्तर : दूध के माध्यम से अल्कोहल स्तनपान के दौरान शिशु के शरीर में चला जाता है। हालाँकि कम मात्रा में मदिरापान करनेवाली स्त्रियों से बच्चे के स्वास्थ्य पर विशेष दुष्प्रभाव नहीं होता, लेकिन अधिक शराब पीनेवाली माताओं की गलती का नतीजा उनकी संतान को भुगतना पड़ सकता है।

प्रश्न : क्या स्तनपान करानेवाली महिलाओं को औषधियों का सेवन करना चाहिए?

उत्तर : इस अवस्था के दौरान कम-से-कम औषधियों का सेवन करना चाहिए; क्योंकि इनका दुष्प्रभाव दूध के माध्यम से नवजात शिशु पर पड़ता है। औषधि लेने से पूर्व अपने चिकित्सक को स्तनपान करानेवाले शिशु के बारे में अवश्य अवगत कराएँ। माँ के लिए यदि औषधि लेना अनिवार्य हो तो उस अवधि के दौरान शिशु को स्तनपान कराना बंद कर दिया जाना चाहिए; लेकिन याद रहे, वक्ष में एकत्रित दूध थोड़ी-थोड़ी अवधि के बाद निकाल-निकालकर फेंक देना चाहिए। विचारणीय बात यह है कि स्तनपान करानेवाली स्त्रियों को एंटी-बायोटिक्स (क्लोरम फेनिकोल, कोटरिमेक्साजोल, सल्फा-ड्रग्स, टेट्रासाइक्लीन, पेंसिलीन, मेट्रोनिडाजोल, नालिडिक्सिक एसिड आदि) का सेवन नहीं करना चाहिए।

प्रश्न : लगभग एक माह पूर्व माँ बनी। मुझे फिर से मासिक धर्म प्रारंभ हो गया है। क्या स्तनपान कराने में इससे कोई नुकसान होगा?

उत्तर : प्रसवोपरांत स्तनपान करानेवाली स्त्रियों को प्रायः माहवारी नहीं होती, लेकिन आपको समय से पूर्व ही दोबारा मासिक धर्म प्रारंभ हो गया है। शांति से काम लें। माहवारी से पूर्व अकसर तनाव की स्थिति बन जाती है और इसका सीधा असर दुग्ध-उत्पादन पर पड़ता है। तनावग्रस्त महिलाओं की छातियों में ऐंठन रहती है। अतः तनाव से हमेशा दूर रहें। अधिक परेशानी होने पर डॉक्टर से परामर्श लेना चाहिए।

प्रश्न : पहले बच्चे के जन्म के तीन महीने बाद ही पुनः गर्भ ठहर गया है। क्या पहले बच्चे को स्तनपान कराना बंद कर देना चाहिए?

उत्तर : इतनी जल्दी पुनः गर्भ ठहर जाना आपके स्वास्थ्य व आपकी आनेवाली

संतान के लिए हानिकारक सिद्ध हो सकता है। इसका असर आपकी पिछली संतान पर भी पड़ेगा। अच्छा होता कि आप इतनी जल्दी न करतीं। अकसर देखा गया है कि स्तनपान करानेवाली महिलाओं को जल्दी गर्भ नहीं ठहरता। आप पहले बच्चे को स्तनपान कराती रहिए, हालाँकि अब आपके शरीर में दुग्ध-उत्पादन क्षमता अपेक्षाकृत कम हो जाएगी। अपने आहार में पौष्टिक तत्त्वों की मात्रा बढ़ा दें। भूख के अनुसार भोजन अधिक करें।

अकसर देखा गया है कि देहाती एवं आदिवासी स्त्रियों में गर्भ ठहरने के लक्षण शहरी या समृद्ध घराने की महिलाओं की अपेक्षा कम होते हैं और इसका मुख्य कारण हर समय अपने शिशु को स्तनपान कराना होता है। हालाँकि ये संभोग क्रिया में अग्रिम रहती हैं, फिर भी सहज रूप से माँ नहीं बन पातीं।

प्रश्न : परिवार नियोजन के लिए उपयुक्त उपाय बताएँ। लगभग ढाई महीने पहले एक बच्चे को जन्म दिया है और अभी माँ नहीं बनना चाहती। गर्भ रोकने का सही उपाय क्या है?

उत्तर : स्तनपान करानेवाली महिलाओं में हारमोन उत्पादन के कारण गर्भ ठहरने की स्थिति कम हो जाती है। 'कंडोम' एकमात्र ऐसा उपाय है, जिससे परिवार नियोजन पर नियंत्रण किया जा सकता है। स्तनपान करानेवाली स्त्रियों को अप्रामाणिक परिवार नियोजन औषधियों के सेवन से दूर रहना चाहिए, इनके प्रयोग से दुग्ध-उत्पादन क्षमता घटती है।

प्रश्न : लगता है कि मुझमें दुग्ध-उत्पादन क्षमता आवश्यकता से कम है, क्या इसे बढ़ाया जा सकता है?

उत्तर : दुग्ध-उत्पादन क्षमता में वृद्धि लाने के लिए कुछ महत्त्वपूर्ण उपाय इस प्रकार हैं—

- ★ बच्चे को अधिक-से-अधिक समय तक स्तनपान कराना चाहिए। बच्चा जब भी भूख महसूस करे, उसे गोद में लिटाकर स्तनपान कराएँ। बच्चा जितना अधिक स्तनपान करेगा उतना ही अधिक दूध बनेगा। भूख लगने पर बच्चा बार-बार मुँह खोलता है।
- ★ स्तनपान कराते समय मानसिक रूप से शांत व खामोश रहना चाहिए।
- ★ प्रसवोपरांत तीन-चार दिनों के बाद दूध की मात्रा में वृद्धि होती है, इसलिए निराश न हों।
- ★ भोजन में पौष्टिक तत्त्व लेने से दूध अधिक बनता है।
- ★ दूध बढ़ानेवाली औषधियों का सेवन नहीं करना चाहिए। □

7

गर्भकाल : गर्भवती की समस्याएँ

माँ बनना किसी भी नारी के जीवन का सबसे बड़ा सपना है। विवाह का एक वर्ष बीतते हर स्त्री एक नन्हे बच्चे की किलकारी सुनने के लिए आतुर हो उठती है। गर्भाधान जब किसी भी नारी की सहज आकांक्षा है तो उसे रोग कैसे कहा जा सकता है। यह रोग नहीं, प्रकृति की एक सहज प्रक्रिया है। गर्भाधान से प्रसव तक की लंबी प्रक्रिया में कुछ सावधानियाँ अपेक्षित हैं, ताकि समस्याओं का कम-से-कम सामना करना पड़े। यहाँ गर्भाधान के दौरान आनेवाली जटिलताओं का वर्णन किया जा रहा है—

बवासीर

गर्भावस्था के दौरान पौष्टिक भोजन के अभाव के कारण अकसर कब्ज की शिकायत के साथ-साथ बवासीर की समस्या हो जाती है। अधिकतर गर्भवती महिलाओं को अधिक मिर्च-मसालेदार भोजन करने के कारण आमाशय व अँतड़ियों में जटिलता पैदा होने से कब्ज के साथ-साथ बवासीर होने का खतरा बना रहता है, इसलिए गर्भाधान से प्रसव तक की लंबी प्रक्रिया में जटिलताओं को कम करने के लिए खान-पान के विषय में सावधानियाँ बरतनी आवश्यक हैं। बवासीर आरंभ होने पर तुरंत डॉक्टर की सलाह लें तथा प्रभावित स्थान पर मरहम का प्रयोग करना चाहिए। यदि यह समस्या अधिक जटिल हो तो चिकित्सक इंजेक्शनों की सहायता से इन घावों को सुखाने का प्रयास करते हैं। प्रसव के बाद अधिकतर महिलाओं को प्राकृतिक रूप से इस मुसीबत से छुटकारा मिल जाता है, इसलिए इस समस्या के बारे में अधिक चिंतित नहीं होना चाहिए और

प्रसव के दौरान घावों पर मरहम का प्रयोग तथा साफ-सफाई की ओर अधिक ध्यान देना चाहिए।

उच्च रक्तचाप

गर्भाधान में कई बार भोजन में नमक की मात्रा अधिक लेने व पानी की अधिक धारण शक्ति के कारण रक्तचाप बढ़ जाता है, इसलिए यह जानने के लिए कि रक्त संचार में कहीं अधिक शक्ति तो नहीं खर्च हो रही, 'ब्लड प्रेशर' की नियमित जाँच करवाना अनिवार्य है। सामान्य ब्लड प्रेशर 110/70 से लेकर 130/86 के बीच होना चाहिए। 'हाई ब्लड प्रेशर' के साथ-साथ कई बार इस अवस्था में 'लो ब्लड प्रेशर' की समस्या भी हो जाती है। ऐसी स्थिति में घबराना नहीं चाहिए, क्योंकि यह कोई बीमारी नहीं। कम रक्तचाप के कारण कई बार थकान, ढीलापन तथा नींद महसूस होती है। ऐसी अवस्था में एक प्याली कॉफी पीने से काफी राहत महसूस होती है। तनाव, आराम न मिलना, चिंता, क्रोध, मोटापा, धूम्रपान, नशा, अधिक खाना, भोजन में नमक का अधिक सेवन करने से उच्च रक्तचाप की समस्या उत्पन्न होती है। इसके लिए डॉक्टर से परामर्श करना अनिवार्य है और बिना डॉक्टर की सलाह एवं जाँच-पड़ताल के कोई दवा नहीं लेनी चाहिए।

पेट दर्द

पेट के निचले भाग में लगातार पीड़ा का अहसास होने पर तुरंत डॉक्टर से परामर्श लेना चाहिए। गर्भाधान के प्रथम चरण के दौरान कमजोर महिलाएँ अकसर कमर के आस-पास की इंद्रियों में दर्द होने तथा पेशाब में संक्रमण होने की शिकायत करती हैं। ऐसी अवस्था में डॉक्टर की सलाह लेना कदापि न भूलें।

श्वेत प्रदर

यह महिलाओं की एक आम शिकायत है। योनि-मार्ग प्रायः गीला रहता है और यौन उत्तेजना के समय यह गीलापन और बढ़ जाता है। गर्भाधान के दौरान जबकि डिंब डिंबाशय से निकलकर डिंब नलिका से होते हुए गर्भाशय की ओर बढ़ता है तो इस अवधि में भी यह गीलापन बढ़ जाया करता है, इसलिए चिंता नहीं करनी चाहिए और चिकित्सा भी जरूरी नहीं। इसका मुख्य कारण है, पोषण की कमी। गर्भकाल के दौरान भोजन में पोषक तत्त्वों के अभाव के कारण शरीर में विटामिन व कैल्सियम की कमी हो जाती है तथा खून की कमी से एनीमिया की

शिकायत होने की संभावना रहती है।

प्राय: योनि के अंदर संक्रमण होने के कारण श्वेत स्राव बढ़ जाता है। स्राव की मात्रा अत्यधिक होने पर अपने डॉक्टर से परामर्श लेना न भूलें। ऐसी हालत में अकसर डॉक्टर योनि के भीतर गोलियाँ रखने अथवा 'एंटी-फंगल क्रीम' प्रयोग करने की सलाह देती हैं। संक्रमण के कारण अकसर पानी रिसने की शिकायत के साथ-साथ खुजली व जलन के साथ पीला गाढ़ा द्रव्य निकलता है। रोग के लक्षण तीव्र व गंभीर होने पर पानी के साथ रक्तस्राव भी होने लगता है, ऐसी हालत में डॉक्टरी परामर्श जरूरी है। इस अवस्था में शरीर की साफ-सफाई का पूरा ध्यान रखना चाहिए। योनि प्रदेश को बार-बार धोकर साफ करें और सूखा रखें। जाँघिया शीघ्र बदलना चाहिए और हर संभव सूती जाँघिया ही पहनना चाहिए।

गर्भकाल में सहवास के दौरान कई बार योनि से स्राव के साथ रक्त के धब्बे भी देखे जाते हैं, ऐसी हालत में सावधान रहें अन्यथा भविष्य में समस्याएँ उत्पन्न होने की आशंका रहती है। जहाँ तक संभव हो, गर्भकाल के दौरान शारीरिक सम्मिलन से परहेज करना चाहिए।

चर्म रोग

गर्भाधान का त्वचा पर विशेष प्रभाव पड़ता है। इस दौरान अकसर त्वचा का रंग या तो साफ हो जाता है अथवा काला पड़ने लगता है और इसका मुख्य कारण शरीर में यौन हारमोंस का अधिक सक्रिय होना है। गर्भवती के शरीर की त्वचा, विशेषकर चेहरे व ग्रीवा पर, अकसर काले धब्बे पड़ने लगते हैं। इसके अलावा गर्भवती के पेट के निचले भाग व जाँघों की त्वचा पर अधिक खिंचाव के कारण सिलवटें पड़ने लगती हैं। ऐसी स्थिति में रक्त में हारमोंस के अधिक प्रभावी होने के कारण त्वचा संवेदनशील हो जाती है। अत: इस दौरान त्वचा को साफ, नरम व शुष्क रखने का हर संभव प्रयास करें। दुष्प्रभाव के लक्षण अकसर शरीर के विभिन्न अंगों—गरदन, पीठ, उदर व वक्षस्थल पर दिखाई देते हैं। ऐसी हालत में चिंतित नहीं होना चाहिए, क्योंकि प्रसवोपरांत यह दुष्प्रभाव अपने आप ठीक होने लगते हैं और त्वचा धीरे-धीरे अपने सामान्य रूप में आने लगती है।

गर्भावस्था के दौरान विषमताएँ

गर्भवती महिलाओं में प्राय: वजन बढ़ना, अंगों में सूजन और उच्च रक्तचाप के साथ-साथ पेशाब में जलन, श्वास लेने में कठिनाई, दिल का तेज गति से

धड़कना, अचानक योनि–मार्ग से रक्तस्राव होना आदि प्रमुख विषमताएँ देखी जाती हैं। ऐसी हालत में चिकित्सक का परामर्श लेना अनिवार्य है। गर्भवती महिला को समय–समय पर नियमित रूप से वजन, ब्लड प्रेशर और पेशाब की जाँच करवानी चाहिए। गर्भकाल के दौरान गर्भवती महिला का वजन सामान्य वजन से 10 किलोग्राम से अधिक नहीं बढ़ना चाहिए। तीसरे महीने के बाद प्रायः प्रतिमाह गर्भवती का वजन 1 से 1 डेढ़ किलोग्राम बढ़ता है और प्रसव से लगभग दो सप्ताह पूर्व वजन का बढ़ना बंद हो जाता है। इस अवस्था में डॉक्टर आहार में कम–से–कम नमक के सेवन करने का परामर्श देती हैं, ताकि ब्लड प्रेशर पर नियंत्रण रहे।

प्रातःकालीन आरोग्यता

गर्भाधान के प्रारंभिक काल में प्रायः छठे माह तक अकसर प्रातः जी मिचलाने व कब्ज की शिकायत पाई जाती है और अकसर दोपहर के बाद गर्भवती स्वयं को पूर्णतया स्वस्थ महसूस करने लगती है। कई बार यह समस्या देर शाम तक बनी रहती है। ऐसी हालत में चिंतित नहीं रहना चाहिए; क्योंकि प्रायः आठवें सप्ताह के बाद यह समस्या अपने आप समाप्त हो जाती है। गर्भकाल में स्वयं को कब्ज की शिकायत से बचाएँ। दूध में नीबू रस मिलाकर पीने से राहत महसूस होती है। इसके लिए एक अन्य घरेलू उपचार इस प्रकार है—

बराबर मात्रा में सफेद संदल पाउडर व आँवले का चूर्ण मिलाकर इसमें दोनों की मात्रा के समान मिश्री चूर्ण मिला लें, फिर इसे शहद में मिलाकर इस्तेमाल करें, आपको निस्संदेह आराम मिलेगा।

कब्ज

गर्भाधान के दौरान कब्ज रहना गर्भवती स्त्रियों की आम शिकायत है, लेकिन इस समस्या पर नियंत्रण पाना अनिवार्य है; क्योंकि लंबी अवधि तक कब्ज रहना स्वास्थ्य के लिए हानिकारक होता है। आँतों की कमजोरी प्रायः कब्ज रहने का प्रमुख कारण होती है। गर्भकाल के दौरान हर संभव शीघ्र पचनेवाला हलका आहार लेना चाहिए। प्रातः शौच से पूर्व गुनगुने पानी में नीबू का रस मिलाकर पीना चाहिए। दिन भर में अधिक–से–अधिक मात्रा में पानी पीना चाहिए। रात को सोने से पहले दूध के साथ 'कैस्टर ऑयल' का सेवन करने से इस समस्या से छुटकारा मिल सकता है।

तनाव

गर्भवती को प्रारंभ से ही अपने भोजन पर विशेष ध्यान देना चाहिए। जच्चा-बच्चा को पूर्ण पोषण मिले, इसके लिए आहार में पोषक तत्त्वों की मात्रा—जैसे प्रोटीन, खनिज, लवण और विटामिन की मात्रा सामान्य से अधिक होनी चाहिए। गर्भवती को भोजन में मांस-मछली और अंडे का सेवन करना चाहिए और यदि महिला शाकाहारी है तो पनीर तथा अंकुरित अनाज से इस कमी को पूरा किया जा सकता है। कैल्सियम के लिए अपने आहार में दूध की मात्रा बढ़ा दें। लौह तत्त्वों के लिए पालक तथा खनिज-लवण व विटामिन के लिए हरी सब्जियाँ और सलाद अधिक मात्रा में लेने चाहिए। प्रातः व सायं हलका भ्रमण रात्रि के समय तनाव-मुक्त नींद लेने में सोने पर सुहागा जैसा काम करते हैं।

आर.एच. ब्लड ग्रुप

माँ में आर.एच. नेगेटिव ब्लड ग्रुप होने से कई बार जन्म लेनेवाला शिशु पिता से आर.एच. पोजिटिव ब्लड ग्रुप लेकर जन्म लेने से पीलिया का शिकार होने के कारण मर सकता है अथवा शिशु के जन्म से पूर्व गर्भ गिरने का डर रहता है। इसलिए गर्भावस्था के दौरान समय-समय पर रक्त की जाँच करवाना अनिवार्य है और गर्भवती को सामान्य सावधानियाँ बरतनी चाहिए।

वक्षस्थल में सूजन

गर्भकाल के दौरान वक्षस्थल में सूजन होना एक आम शिकायत है, जिसका अकसर गले में दुष्प्रभाव हो जाने से मुँह का स्वाद बिगड़ जाता है।

पेट दर्द

गर्भावस्था के दौरान पेट व जिगर में दर्द होना एक आम शिकायत है, जिसका प्रमुख कारण शरीर का वजन बढ़ना व शिराओं में तनाव उत्पन्न होना है। ऐसी अवस्था में पेट पर देसी घी से सहज-सहज मालिश करनी चाहिए।

पेट में गैस बनना

इस समस्या के कारण वक्षस्थल व गले में सूजन होने के कारण खट्टी डकारें व मितली होने की संभावना बनी रहती है। कई बार भोजन के बाद उलटी होने लगती हैं। अपने आहार में पुराने चावल, हरी सब्जियाँ, पपीता, कच्चे नारियल

का पानी, खनिज, जल और जौ के पानी का सेवन बढ़ा दें।

नाल (प्लेसेंटा) कट जाना

गर्भावस्था के दौरान पोषण नलिका, जिसके माध्यम से पेट के अंदर पल रहे शिशु को आहार प्राप्त होता है, किसी कारणवश शिशु के शरीर से अलग हो जाती है। ऐसा प्राय: गर्भाशय के फैलाव के कारण होता है, यह शिशु के लिए जानलेवा हो सकता है। ऐसी हालत में अविलंब चिकित्सक को दिखाएँ। प्राय: देखा गया है कि प्रथम बार माँ बननेवाली स्त्रियों में यह अनियमितता अधिक पाई जाती है। प्रसवोपरांत ही नाल काटकर शिशु को अलग किया जाता है।

रक्त की कमी

गर्भाधान के अंतिम चरण के दौरान गर्भवती के शरीर में प्राय: खून की कमी (एनीमिया) आ जाती है। गर्भकाल के बारहवें से बत्तीसवें सप्ताह के दौरान गर्भवती के शरीर में रक्त की आवश्यकता बढ़ जाने के कारण गर्भवती के भोजन में पोषक तत्त्वों, विशेषकर लौह तत्त्व की अति आवश्यकता होती है। अत: गर्भवती के आहार में ताजा फलों व मांस (यदि शाकाहारी न हो तो) हरी सब्जियों, दूध की मात्रा अवश्य बढ़ा देनी चाहिए। याद रहे—गेहूँ, चावल, आलू, गुड़, चीनी आदि कार्बोहाइड्रेटवाली वस्तुएँ उतनी ही ली जाएँ जितनी कि शारीरिक शक्ति बनाए रखने के लिए जरूरी हैं अन्यथा इनका अधिक सेवन मोटापे के साथ सुस्ती और अनेक रोगों को निमंत्रण देता है। इन दिनों चिकनाई व कार्बोहाइड्रेट की मात्रा कम कर दें तथा उसी अनुपात में प्रोटीन की मात्रा बढ़ा दें। दिन भर में एक गर्भवती महिला के लिए उपयुक्त आहार में 250 ग्राम दूध, 45 ग्राम मांस, 30 ग्राम अंडा, 30 ग्राम फल, 150 ग्राम हरे पत्तेवाले साग, 150 ग्राम हरी सब्जियाँ, 350 ग्राम चावल, 350 ग्राम अनाज, 35 ग्राम तेल, 40 ग्राम शक्कर होना पर्याप्त है।

बदहजमी

बहदहजमी यानी डिस्पेप्सिया से बचाव जरूरी है अन्यथा गर्भवती को अनेक समस्याओं को झेलना पड़ सकता है। अधिक भोजन करने अथवा तली हुई वस्तुएँ खाने या मसालेदार आहार से प्राय: बदहजमी की शिकायत रहती है। भूख न लगना गर्भावस्था में एक आम समस्या है, जिस पर अकसर भोजन करने पर परेशानी का सामना करना पड़ता है तथा तनाव की स्थिति उत्पन्न होती है। पेट में

हवा भर जाना, खट्टी डकार आना तथा मुँह के स्वाद में खटास उत्पन्न होना और जी मिचलाना स्वाभाविक क्रियाएँ हैं। तबीयत अधिक खराब होने पर गुनगुने जल में चुटकी भर नमक डालकर पीने से कै हो जाती है। कै होने के बाद अकसर तबीयत ठीक हो जाती है, यदि फिर भी असुविधा महसूस हो तो पुदीने की पत्तियाँ आधी प्याली में उबाल लें तथा इसमें थोड़ी सी इलायची पाउडर मिलाकर पीने को दें। स्वच्छ जल में चुटकी भर सोडा बाइकार्बोनेट मिलाकर पीने से भी आराम मिलता है। बदहजमी की शिकार गर्भवती महिला को चौबीस घंटे तक भोजन नहीं देना चाहिए। पर हाँ, फलों का रस पिलाया जा सकता है।

गुरदे का दर्द

गर्भावस्था के दौरान रात्रि के समय अकसर जिगर का दर्द होना आम समस्या है। अचानक पीठ से उठता हुआ दर्द दाएँ कंधे तक फैल जाता है। पेट दबाने से इस स्थिति पर नियंत्रण पाया जा सकता है। जिगर का दर्द मुख्यत: पेट में अम्लीय तत्त्वों के दुष्प्रभाव के कारण गैस बन जाने से होता है। कई बार गर्भिणी को गुरदे के दर्द के कारण भी कठिनाई झेलनी पड़ती है। गुरदे के दर्द से अपेक्षाकृत अधिक तकलीफ होती है। गुरदे के ऊपर उठते दर्द का दुष्प्रभाव वक्षस्थल के नीचे तक फैल जाता है। ऐसी हालत में गर्भवती को आराम करना चाहिए।

डायरिया

गर्भावस्था के दौरान बदहजमी का समय पर उपचार न किए जाने पर प्राय: डायरिया होने की आशंका रहती है। जलवायु में परिवर्तन, मौसम में बदलाव, खान-पान में तबदीली आदि इस रोग के कुछ अन्य मुख्य कारण हैं। समय पर उपचार नहीं होने पर कई बार गर्भपात होने का डर रहता है। डायरिया के लक्षण प्रतीत होने पर केवल तरल खाद्य-पदार्थों का सेवन करें। शरीर में जल की मात्रा पर्याप्त बनी रहे, इसके लिए समय-समय पर पानी में ग्लूकोस घोलकर पीना चाहिए।

मांसपेशियों में ऐंठन

गर्भाधान के चौथे महीने में अकसर रात्रि को सोते समय गर्भवती महिलाओं को शरीर के किसी भाग, अधिकतर भुजाओं, टाँगों अथवा पिंडलियों की मांसपेशियों में ऐंठन होने लगती है और इसका मुख्य कारण शरीर में विटामिन व खनिज पदार्थों

का अभाव होता है। ऐसी अवस्था में शरीर के प्रभावित अंग में ऐंठन के साथ-साथ काँटों सी चुभन का एहसास होता है। कई बार शरीर के अन्य अंगों—कमर, पेट, नितंबों तथा अँतड़ियों आदि में दर्द फैल जाता है। ऐसे में महानारायण तेल से दुष्प्रभावित अंगों पर मालिश करने से आराम मिलता है। 'कॉड-लिवर ऑयल' एवं 'कैल्सियम लैक्टेट' के नियमित सेवन से शरीर में खनिज तत्त्वों की वृद्धि होती है।

गुप्तांगों में खुजलाहट व दर्द

प्रसव से पूर्व जिन महिलाओं को अस्वाभाविक संभोग क्रिया से गुजरना पड़ता है, उन गर्भवती महिलाओं को अकसर योनि में खुजलाहट व मीठे-मीठे दर्द का अहसास होता रहता है। ऐसी महिलाओं को हर संभव गर्भावस्था के प्रारंभिक काल व अंतिम चरण के दौरान संभोग नहीं करना चाहिए। यदि गर्भावस्था के शेष काल में भी संभोग से बचें तो उत्तम होगा, हालाँकि इससे गर्भाशय में पल रहे शिशु के स्वास्थ्य पर बुरा असर नहीं पड़ता। ऐसी महिलाओं में प्राय: संभोग के पश्चात् गर्भाशय में सूजन व योनि-नलिका के आस-पास त्वचा पर छाले पड़ने लगते हैं।

योनि-मार्ग से रक्तस्राव

इसे डॉक्टरी भाषा में हाइड्रेमनियोज (Hydramnios) कहते हैं। गर्भकाल के पाँचवें से छठे मास के दौरान गर्भवती स्त्रियाँ कई बार इस घातक रोग का शिकार हो जाती हैं और नब्बे प्रतिशत मामलों में गर्भपात होना निश्चित होता है। गर्भाशय के अंदर सूजन होने के कारण पोषण नलिका (प्लेसेंटा) बंद हो जाती है। इस रोग के कारण योनि-मार्ग से रक्त मिश्रित श्वेत स्राव होने लगता है और इन्हीं लक्षणों से इस रोग की पहचान होती है।

इनसोमेनिया

गर्भकाल के दौरान थका-थका रहना, दिमागी बोझ, शारीरिक दुर्बलता नींद न आना, भूख न लगना आदि इस रोग के मुख्य लक्षण हैं। उपचार नहीं किए जाने पर तेज बुखार होने या गर्भपात तक होने का डर रहता है। इसके उपचार के लिए कुछ घरेलू उपाय यहाँ दिए जा रहे हैं—

- ★ दो भाग लौकी का तेल, दो भाग भाँग के बीज तथा एक भाग कैंफर (कपूर) सबका मिश्रण कर सिर की मालिश करें।
- ★ ब्राह्मी तेल अथवा नारायण तेल से सिर पर मालिश करने से भी इस

समस्या से राहत मिलती है।

★ गहरी नींद के लिए रात को सोने से पहले सरपकंदवका चूर्ण दूध के साथ लेने से भी आराम मिलता है।

हृदय रोग

हृदय रोग की समस्या भी कभी-कभी गर्भवती महिला के लिए चिंता का विषय बन जाती है। यदि कोई महिला इस रोग से पहले ही पीड़ित हो तो उसके लिए गर्भधारण स्वास्थ्य के लिए हानिकारक भी हो सकता है। ऐसा नहीं कि दिल की बीमारी से ग्रस्त महिला गर्भधारण नहीं कर सकती; लेकिन दिल अधिक कमजोर होने की स्थिति में डॉक्टर के परामर्श से गर्भपात कराना ही श्रेयस्कर होगा, क्योंकि हृदय रोग के कारण प्रसव के दौरान महिला को अपनी जान से हाथ भी धोना पड़ सकता है।

गर्भपात

गर्भावस्था के दौरान गर्भाशय से रक्तस्राव होने पर तुरंत डॉक्टर से सलाह लेनी चाहिए; क्योंकि इससे गर्भपात होने की आशंका रहती है। पूर्णतः आराम के साथ-साथ डॉक्टर द्वारा सुझाई गई दवाओं के प्रयोग से गर्भपात को रोका जा सकता है। इसके लिए कुछ घरेलू उपाय यहाँ दिए जा रहे हैं—

★ गर्भवती महिला को प्रतिदिन प्रातःकाल चाँदी के वरक में लपेटकर एक आँवला अवश्य खाना चाहिए।

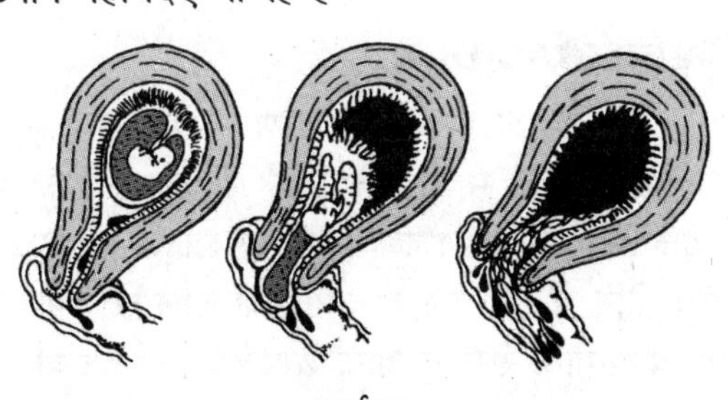

गर्भपात

★ सफेद गुलाब की पत्तियों से तैयार गुलकंद सेवन करना चाहिए।

★ समान मात्रा में आँवला, पठानी लोध तथा लाई कोरिश को बारीक पीस लें। इसमें सम मात्रा में चीनी मिलाकर दूध के साथ सेवन करने से गर्भपात की समस्या से बचाव हो सकता है।

वक्ष में पीड़ा

वक्ष पीड़ा का अहसास प्रायः प्रथम प्रसव के दौरान महसूस होता है; क्योंकि वक्ष में दूध की मात्रा बढ़ने से छाती की शिराओं में खिंचाव महसूस होने लगता है, जो कि माँ को प्रकृति की देन है। ऐसी अवस्था में दर्द निवारक दवाओं के सेवन से बचना ही अच्छा रहता है।

सिर दर्द

गर्भावस्था के दौरान कब्ज की शिकायत होने पर भी प्रायः सिर में भारीपन तथा दर्द महसूस होता है। इसलिए पेट साफ करने की दवा के सेवन से सिर दर्द से निजात मिल सकती है। रात को सोने से पहले गरम दूध के साथ गुलकंद लेने से भी कब्ज से छुटकारा मिलता है। माजूफल को पानी में घिसकर इसका लेप माथे पर लगाने से सिर दर्द में आराम मिलता है।

बार-बार पेशाब आना

गर्भधारण के प्रारंभिक महीनों में बार-बार पेशाब आना एक गंभीर समस्या है। ऐसी हालत में दूध व पानी बराबर मात्रा में मिलाकर पीना चाहिए। यदि प्रसव पीड़ा के दौरान ऐसा महसूस हो तो कोई भी दवा लेने की आवश्यकता नहीं।

पेशाब में रुकावट

गर्भधारण के अंतिम चरण में प्रायः यह समस्या उत्पन्न हो सकती है; क्योंकि गर्भाशय में भ्रूण के बढ़ने से मूत्र-नलिका पर इसका अतिरिक्त प्रभाव पड़ता है, जिस कारण पेशाब आने में रुकावट महसूस होती है। डॉक्टर अथवा नर्स द्वारा योनि में हाथ की दो अँगुलियाँ डालकर गर्भाशय को थोड़ा ऊपर उठाने से पेशाब सामान्य रूप से आना शुरू हो जाता है। यदि किन्हीं कारणवश चिकित्सा उपलब्ध न हो तो दूध में पानी की बराबर मात्रा मिलाकर पीना चाहिए अथवा दूध के साथ चावल खाने चाहिए। हर संभव पेशाब लानेवाली औषधि के सेवन से परहेज करें।

गुप्तांग में जलन

गर्भवती को कई बार योनि में पीड़ा व जलन महसूस होती है। मिर्च-मसालेदार भोजन का सेवन नहीं करना चाहिए। हर संभव हलकी खुराक लेनी

चाहिए। गुलाब जल में कपूर (Camphor) मिलाकर प्रभावित स्थान पर मलना चाहिए, फिर गरम पानी से धोना चाहिए।

पीलिया

गर्भवती महिलाओं का पीलिया (Jaundice) रोग से ग्रस्त होना एक आम समस्या है। पीलिया जिगर से पैदा होनेवाली जटिलताओं के कारण तब होता है जब पित्त अँतड़ियों में प्रवाहित होने के बजाय रक्त में मिल जाता है, जिस कारण त्वचा का रंग पीला पड़ जाता है। यह रंगीन द्रव्य पदार्थ त्वचा के रोम-छिद्रों से पसीने के साथ त्वचा से बाहर आता है। कई बार रोगी के वस्त्र तक पीले हो जाते हैं। आँखों के सफेद भाग में भी पीलापन आ जाने से पीलिया होने के लक्षण दिखाई पड़ते हैं और धीरे-धीरे शरीर की पूरी त्वचा पीलेपन से कुप्रभावित हो जाती है। इस बीमारी के दौरान रोगी को संतुलित भोजन देना अति आवश्यक है।

जरायु की स्थानच्युति

गर्भकाल के दौरान उलट-पुलट आसन से मैथुन करना, उछल-कूद आदि अमर्यादा के कार्य करने से जरायु कभी-कभी अपने स्थान से टल जाता है। इसे 'धरना डिगना' भी कहते हैं। यह दो तरह से टलता है—स्थान भ्रष्ट होकर वस्ति के कोटर के अंदर ही रहे या योनि के बाहर निकल आए। दोनों अवस्थाओं में जरायु या तो सामने खिसक जाता है या उतर जाता है अथवा पीछे खिसक जाता है या उतर जाता है। इस कारण पेट में दर्द, पेशाब में दर्द, श्वेत प्रदर तथा अधिक रक्तस्राव होने लगता है। इस रोग से बाधक और वंध्यापन उत्पन्न हो जाते हैं।

कामोन्माद

निरंतर पुरुष-प्रसंग करते रहने से पति की अनुपस्थिति के समय स्त्री को एकाएक पुरुष की प्राप्ति न होने पर उसे कामोन्माद हो जाता है। ऐसी स्त्रियों की योनि के भीतर छोटे कृमि जैसे कीटाणु उत्पन्न हो जाते हैं। उनकी सरसराहट से स्त्री की जननेंद्रिय में तीव्र उन्माद और उत्तेजना बढ़ जाती है। ऐसी स्त्री असमय हास्य, गीत, श्रृंगार और किसी पुरुष को देखकर निर्लज्ज चेष्टा करती है। ऋतुकाल के बाद रोग का वेग और बढ़ जाता है।

□

8

जब माँ बनने का अवसर हो

गर्भावस्था (नौ महीने) पूर्ण होने पर प्रसव वेदना प्रारंभ होती है। प्रसव वेदना से पूर्व गर्भिणी को अकसर इन परिस्थितियों से गुजरना पड़ता है—

1. बार-बार मूत्र त्याग की इच्छा।
2. बैठने अथवा चलने में असुविधा होना।
3. पीठ में दर्द और थकान।
4. प्रसव पथ से अधिक स्राव तथा स्राव के साथ रक्त आना।
5. पेट के निचले भाग में गर्भाशय का सिकुड़ना।

प्रथम बार माँ बननेवाली महिला के लिए यह एक नया अनुभव होने के कारण उसके मन में अकसर 'अब क्या होगा' विचार मात्र से डर की भावना उत्पन्न होती है। प्रसव वेदना को प्राय: तीन भागों में बाँटा जाता है। ज्यों-ज्यों प्रसव का समय निकट आता है, गर्भिणी को अपने पति व अन्य निकट संबंधियों से प्रेम, अपनत्व, सहानुभूति और साहस की आवश्यकता होती है; इससे उसका मनोबल बढ़ता है। पहले निर्णय कर लेना जरूरी होता है कि प्रसव घर में ही करवाया जाए अथवा किसी नर्सिंग होम में। हर संभव प्रसव किसी अच्छे नर्सिंग होम में ही करवाया जाना चाहिए, जहाँ सभी डॉक्टरी सुविधाएँ व उपकरण उपलब्ध हों। वैसे भी नवजात शिशु की प्रारंभिक देखभाल घर की अपेक्षा नर्सिंग होम में बेहतर ढंग से होती है। पेट साफ रखने के लिए गर्भिणी को हलका भोजन देना चाहिए। यदि बार-बार पेशाब आने की शिकायत हो तो इसे रोकना नहीं चाहिए।

प्रसव की तैयारी

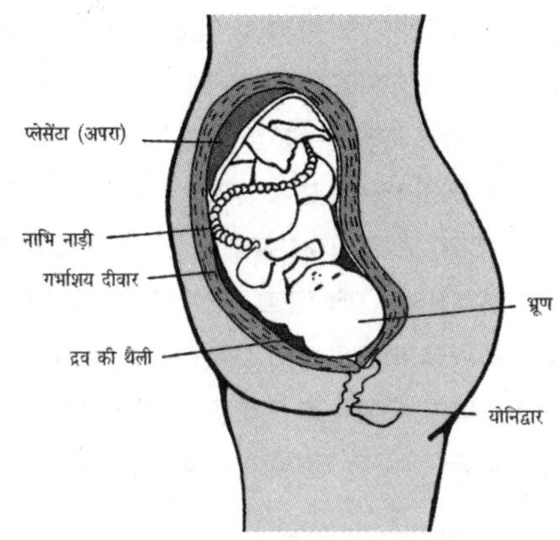

प्रसव वेदना के दौरान गर्भिणी का बिस्तर सख्त होना चाहिए, इससे तकलीफ कम होती है। जहाँ तक हो सके तख्तपोश इस्तेमाल न करें। गद्दे पर साफ-धुली चादर व कुछ तकिए रखकर गर्भिणी को लिटाएँ। बिस्तर पर मोमजामा बिछा देना चाहिए। प्रसव के दौरान आवश्यकतानुसार डॉक्टर से सूची बनवाकर सारा सामान खरीदकर पहले से ही रखना चाहिए। कुछ आवश्यक वस्तुओं की सूची इस प्रकार है—

1. दो बंडल विसंक्रमित रुई।
2. दो पैकेट सैनेटरी पैड।
3. कीटाणुनाशक प्रसाधन (डिटोल या सेवलॉन)।
4. बिछाने-ओढ़नेवाले कपड़े।
5. कुछ जोड़े पहननेवाले वस्त्र।
6. बच्चे के लिए बिस्तर (छोटा गद्दा, तकिया, मोमजामा, चादर, कंबल, मच्छरदानी आदि)।
7. शिशु के लिए पहननेवाले सादे, ढीले और मुलायम वस्त्र व लँगोट।
8. साबुन, बेबी पाउडर, मालिश के लिए तेल आदि।
9. प्रसव के लिए डॉक्टर की हिदायत के अनुसार सामान।
10. तौलिए व सफेद कपड़ा।

प्रसव पीड़ा निश्चित करने के लिए—प्राय: यह पीड़ा शरीर के पिछले भाग से उठकर पेट के अगले भाग में फैलती है तथा नियमित रूप से थोड़े समय का अंतर देकर उठती है। पीड़ा के समय पेट कड़ा हो जाता है। इस हालत में आपको अस्पताल जाने की तैयारी शुरू कर देनी चाहिए। यदि आपने स्नान न किया हो तो प्रारंभिक पीड़ा के समय ही नहा-धोकर तैयार हो जाएँ। पीड़ा बढ़ने पर तुरंत अस्पताल ले जाएँ। शिशु के जन्म ले लेने पर दूध, चाय, कॉफी आदि गरम पेय लेने चाहिए। इस दौरान आराम करना जरूरी होता है।

यहाँ एक बात बताना जरूरी है कि जो स्त्रियाँ पूर्णत: स्वस्थ, शारीरिक श्रम में

दक्ष, घर का काम करनेवाली, प्रात: व सायं भ्रमण करनेवाली, नियमित व्यायाम करती हों तो उन्हें अपेक्षाकृत प्रसव पीड़ा कम होती है। अकसर देखा गया है कि ग्रामीण क्षेत्रों में रहनेवाली स्त्रियों, जिन्हें खेतों में श्रम करने की आदत हो, को विशेष पीड़ा नहीं झेलनी पड़ती। प्रसव पीड़ा प्राय: दो प्रकार की होती है—झूठी प्रसव पीड़ा व वास्तविक पीड़ा। झूठी प्रसव पीड़ा प्राय: प्रसव से कुछ दिन पूर्व होती है, लेकिन शीघ्र थम जाती है। वास्तविक प्रसव पीड़ा हमेशा शरीर के पिछले भाग में पीठ से उठती हुई अग्रिम भाग में फैल जाती है तथा इसके साथ ही प्रसव मार्ग से स्राव होने लगता है। यह पीड़ा थोड़ी-थोड़ी अवधि के बाद पुन: उठती है। जब एक पीड़ा से दूसरी पीड़ा के बीच की अवधि कुछ मिनट रह जाए तो समझिए कि प्रसव का समय अब निकट है।

प्रसव पीड़ा के तीन चरण

1. **प्रथम चरण :** गर्भावस्था का अंतिम दौर, जब गर्भाशय का मुख खुलने लगता है। प्रथम प्रसव के समय प्रसव पीड़ा लगभग बारह घंटे तक रहती है जबकि दूसरे व उसके बाद प्रसव के दौरान इसकी अवधि घटकर छह घंटे रह जाती है।

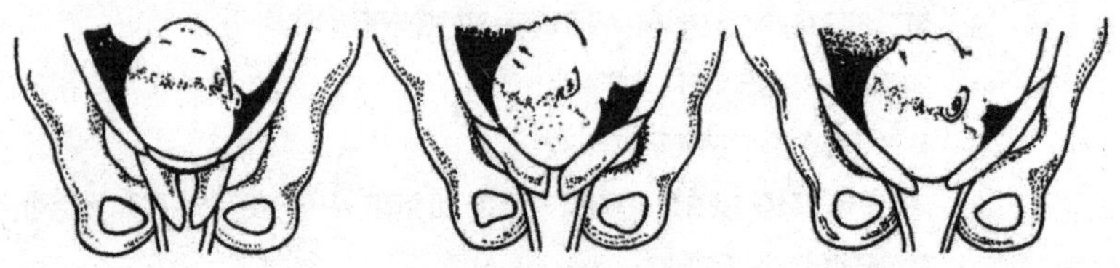

प्रसव पीड़ा के तीन चरण

2. **दूसरा चरण :** गर्भाशय का मुख खुलने से प्रसव मार्ग के अंतिम छोर तक शिशु आने तक की अवधि को प्रसव पीड़ा का दूसरा चरण कहते हैं और प्रथम प्रसव के अवसर पर इसकी अवधि लगभग दो घंटे होती है, जबकि दूसरे या इसके बाद प्रसव होने की अवस्था में यह अवधि घटकर लगभग आधा घंटा ही रह जाती है।
3. **तीसरा चरण :** शिशु के जन्म से पोषण नलिका बाहर आने तक के समय को तीसरा चरण कहते हैं। इसकी अवधि लगभग पंद्रह मिनट होती है। ध्यान रहे, प्रसवोपरांत नाल काटकर शिशु के शरीर से अलग किया जाता है। अत: इसका कोई भी अंश भीतर नहीं छूटना चाहिए।

पाठकों से प्राप्त कुछ समस्याएँ व उनके सुझाव

समस्या : मैं दूसरे बच्चे को जन्म देनेवाली हूँ। पहले प्रसव के दौरान मुझे

कठोर प्रसव पीड़ा झेलनी पड़ी थी। क्या इस बार प्रसव पीड़ा से बचाव हो सकता है ?

सुझाव : प्रसव पीड़ा से पूर्णतया मुक्ति पाना संभव नहीं, लेकिन फिर भी नई तकनीकी प्रणाली द्वारा इसे कम किया जा सकता है। प्रसव से पूर्व नींद की गोलियाँ देकर प्रसूता को बेहोशी की हालत में लाया जाता है, जिससे प्रसव क्रिया के दौरान तकलीफ कम होती है; लेकिन नींद की बेहोशी के दौरान मैं प्रसव होने के पक्ष में नहीं हूँ, चूँकि ऐसी दशा में प्रसव के लिए कई बार घंटों का समय लग जाता है। प्राकृतिक रूप से प्रसव पीड़ा द्वारा अकसर बच्चे के जन्म में अधिक समय नहीं लगता।

समस्या : प्रसव के दौरान उत्पन्न होनेवाली गंभीर समस्याओं के बारे में जानना चाहूँगी।

सुझाव : कई बार प्रसव के दौरान रक्त आने लगता है और जब तक रक्त आना बंद न हो तब तक शल्य चिकित्सा संभव नहीं। रक्त आने पर किसी विशेषज्ञा का परामर्श लेना जरूरी है। इस क्रिया को 'प्रसव पूर्व हैमेरिज' कहते हैं। कई बार दबाव के कारण गर्भाशय फट जाने से रक्तस्राव होते देखा गया है और ऐसी हालत में केवल शल्य चिकित्सा द्वारा ही उपचार संभव है। याद रहे, यदि रक्तस्राव गाढ़ा और थक्कों में हो तो खतरे की बात नहीं; लेकिन पतला रक्तस्राव होने पर तुरंत डॉक्टर से उपचार करवाएँ।

यहाँ एक बात बताना जरूरी है कि प्रसव के बाद गर्भाशय एवं योनि-मार्ग में होनेवाली अनियमितताएँ चार से छह सप्ताह में धीरे-धीरे ठीक होने लगती हैं और अपने सही आकार में आ जाती हैं। योनि-मार्ग से होनेवाला रक्तस्राव अथवा श्वेतस्राव धीरे-धीरे अपने आप बंद हो जाता है। प्रसवोपरांत अपने गुप्तांगों की सफाई की ओर विशेष ध्यान दिया जाना चाहिए।

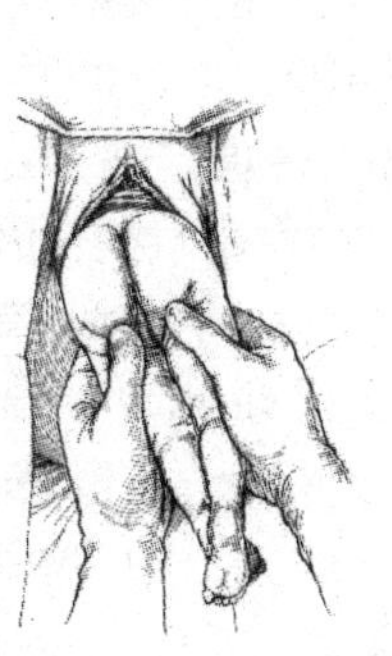

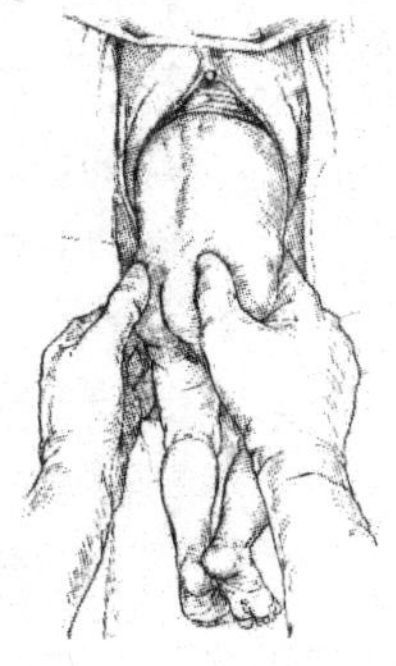

समस्या : मेरी आयु उन्नीस वर्ष है और गर्भावस्था के अंतिम दौर से गुजर रही हूँ। मुझे एक सहेली ने बताया है कि प्रथम प्रसव अत्यंत कष्टदायक

होता है और बच्चे का जन्म अकसर ऑपरेशन से होता है। प्रसवोपरांत आवश्यक देखभाल की जानकारी दें।

सुझाव : घबराइए नहीं। प्रसव के समय जब प्रसव मार्ग से शिशु का सिर दिखने लगता है तो डॉक्टर प्रसव मार्ग के मुख को हर संभव खोलने की चेष्टा में अकसर हलका सा चीरा लगा देता है, ताकि शिशु सहजतापूर्वक बाहर आ जाए और उस क्षेत्र की त्वचा को नुकसान न हो। याद रहे, इस समय प्रसव मार्ग के मुख पर एंटी-सेप्टिक क्रीम लगाना अनिवार्य होता है। प्रसव मार्ग के मुख की त्वचा को काटने की क्रिया को डॉक्टरी भाषा में इपिसियोटोमी (Episiotomy) कहते हैं। प्रायः त्वचा काटने से पूर्व इंजेक्शन द्वारा उस स्थान को सुन्न कर दिया जाता है, ताकि प्रसूता को तकलीफ न हो। शिशु के जन्म के बाद माँ व बच्चे को प्रसव कक्ष में थोड़ी देर जाँच के लिए रखा जाता है, फिर अलग कक्ष में भेजा जाता है। अच्छा होगा, यदि प्रसवोपरांत प्रसूता को प्रसव कक्ष में पेशाब करवा दिया जाए। सामान्य प्रसव होने पर शिशु के जन्म के पश्चात् तीन से चार दिन तक नर्सिंग होम में रुकना लाभदायक रहता है। वैसे भी बच्चे व माँ को इस अवधि के दौरान मिलने आए शुभचिंतकों से दूर रखना चाहिए। इससे नवजात शिशु को संक्रमण होने का डर रहता है। प्रसवोपरांत हलका भोजन व अधिक-से-अधिक मात्रा में पेय पदार्थों का सेवन करना चाहिए। यदि टाँके लगे हों तो टॉयलेट जाने पर हर बार साफ रुई से टाँके साफ कर 'एंटी-सेप्टिक' क्रीम लगाना न भूलें।

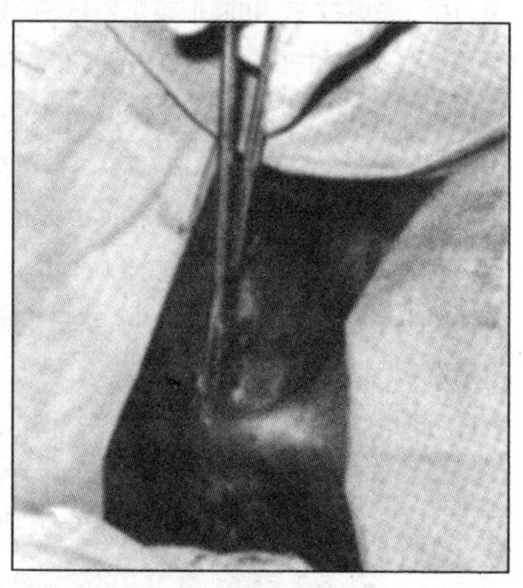

एक आवश्यक तथ्य (कमर की झुर्रियाँ)

अकसर प्रथम प्रसव के दौरान पेट के निचले भाग पर फैला हुआ मोटापा प्रसवोपरांत एकाएक कम होने से कमर की सुंदरता जाती रहती है। इस बारे में

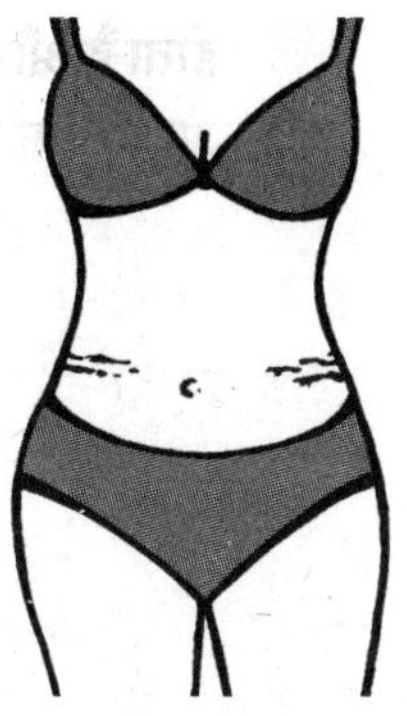

सौंदर्यप्रिय महिलाओं को अकसर परेशान देखा जाता है। याद रहे, सही देखभाल से कमर की सुंदरता बनाए रखी जा सकती है। कमर की झुर्रियों से बचने के लिए जरूरी है कि गर्भाशय शीघ्रातिशीघ्र अपनी पूर्वावस्था में आ जाए। इस दौरान पीठ के बल पाँव जोड़कर सीधा लेटना चाहिए अन्यथा गर्भाशय व इसके आस-पास की शिराओं में हवा भर जाने का डर रहता है, जिससे गर्भाशय व इसकी शिराएँ स्थायी रूप से फैल जाती हैं। अपने सौंदर्य के प्रति जागरूक न रहनेवाली महिलाओं की कमर सामने से झूल जाती है और इस पर स्थायी रूप से झुर्रियाँ झलकने लगती हैं। प्रसवोपरांत प्रसूता को पहले दिन प्रायः केवल उबला हुआ दूध दिया जाता है और फिर धीरे-धीरे सामान्य आहार दिया जाता है।

□

9

क्या आप अपने शारीरिक वजन के प्रति सतर्क हैं?

अब जमाना बदल चुका है। महिलाएँ अपने सौंदर्य के प्रति जागरूक हो गई हैं। शरीर पर सामान्यतया 8 से 15 प्रतिशत अधिक वजन होने पर 'मोटापा होना' माना जाता है। शरीर पर चरबी फैलने से यदि वजन में और वृद्धि होने लगे तो इसे 'स्थूलता' कहा जाता है। आपको ऐसी स्थिति में शीघ्र आवश्यक कदम उठाने चाहिए, यदि आपके—

★ कूल्हों व कमर पर अतिरिक्त मांस चढ़ने लगे।
★ नितंबों पर मांस झूलने लगे।
★ गरदन पर मोटापा फैलने लगे।
★ ठोड़ी के नीचे मांस झूलने लगता हो मानो मुख पर दो ठोड़ियाँ हों।
★ सारे शरीर की त्वचा थुलथुली प्रतीत होने लगे।
★ चेहरे की त्वचा पर सूजन-सी प्रतीत हो।
★ स्तन झूलने लगें अथवा पेट को छूने लगें।
★ कमर के नीचे जाँघों से मिलते हुए भाग पर स्थूलता फैलने लगे।
★ पेट का निचला भाग लुढ़ककर गुप्तांगों के आस-पास के उभारों को छूने लगे।

आपके शरीर पर उपर्युक्त लक्षण प्रकट होने लगें तो सावधान हो जाइए, क्योंकि पहले शारीरिक वजन में बढ़ोतरी, फिर शारीरिक स्थूलता और अंत में शारीरिक सुंदरता लुप्त होने लगती है। याद रहे, मोटापे के कारण केवल सौंदर्य नष्ट

नहीं होता, बल्कि स्वास्थ्य पर भी बुरा प्रभाव पड़ता है। शारीरिक स्थूलता के कारण होनेवाले मुख्य रोग इस प्रकार हैं—

★ मोटापे के कारण थोड़े से शारीरिक श्रम के बाद शरीर थक जाता है, श्वास फूलने लगती है, हृदय क्षेत्र में चरबी फैल जाने से थकान व दर्द महसूस होता है। यह मोटापा हृदय रोगों, उच्च रक्तचाप, डायबिटीज, गठिया आदि रोगों को जन्म देता है।
★ शारीरिक स्थूलता शरीर को मानसिक रूप से अस्वस्थ बनाती है। इससे उस महिला के स्वभाव में चिड़चिड़ापन, शारीरिक थकान आती है और मस्तिष्क अशांत रहता है।
★ शारीरिक स्थूलता से पाचन शक्ति पर बुरा प्रभाव होता है। पेट में जलन व गैस होने की समस्या स्थूल लोगों में अधिक देखी जाती है।
★ शारीरिक रूप से स्थूल लोगों में यौन शक्ति का अभाव होने लगता है। ऐसे लोगों में अकसर कामोत्तेजना शक्ति क्षीण हो जाती है।

प्रसवोपरांत शारीरिक स्थूलता क्यों?

प्रसवोपरांत अकसर शरीर का वजन बढ़ने लगता है। ऐसे कई अन्य कारण भी हैं, जिनसे शारीरिक स्थूलता बढ़ती है, जिनमें कुछ प्रमुख कारण हैं—

★ पारिवारिक स्थिति।
★ अधिक क्लोरीन युक्त आहार का सेवन।
★ बार-बार खाने की आदत।
★ अधिक आयु का प्रभाव।
★ कमजोर पाचन क्रिया।
★ मानसिक अशांति रहना।
★ कब्ज की शिकायत।

शारीरिक स्थूलता से बचने के उपाय

विश्राम के अतिरिक्त संतुलित आहार लेने से शारीरिक स्थूलता धीरे-धीरे घटने लगती है। डायटिंग द्वारा आप मोटापे पर नियंत्रण पा सकती हैं। आहार ऐसा लें जिसमें पौष्टिक तत्त्व तो हों, लेकिन मोटापे पर नियंत्रण रखा जा सके। तले हुए खाद्य पदार्थ एवं मादक पेय पदार्थों का सेवन न करें। प्रोटीन-युक्त आहार लें, लेकिन आपके खाद्य पदार्थों में कार्बोहाइड्रेट्स की मात्रा कम-से-कम होनी चाहिए। एक

सामान्य स्त्री के लिए दिन भर में 2300 कैलोरी ऊर्जा की आवश्यकता होती है। 1 ग्राम प्रोटीन अथवा कार्बोहाइड्रेट से 4 कैलोरी ऊर्जा उत्पन्न होती है जबकि 1 ग्राम तले हुए पदार्थों के सेवन से 9 कैलोरी ऊर्जा मिलती है। दूध, अंडा, मांस, मछली, सोयाबीन तथा मूँगफली प्रोटीनयुक्त खाद्य-पदार्थ हैं, जिनसे शारीरिक शक्ति में वृद्धि होती है। हरी सब्जियाँ व फलों के सेवन से पाचन शक्ति बढ़ती है। कार्बोहाइड्रेट के अभाव में शरीर दुर्बल होने लगता है। याद रहे, डायटिंग करके शारीरिक स्थूलता पर नियंत्रण पाना आसान है, लेकिन डायटिंग धीमी गति से प्रारंभ कर धीरे-धीरे बढ़ाती चली जाएँ। डायटिंग के लिए किसी औषधि का सेवन भूल से भी नहीं करना चाहिए।

प्रसवोपरांत कैसा आहार लें?

प्रसवोपरांत अपने आहार में इन खाद्य पदार्थों का सेवन करें—

- ★ चिकनाई रहित शाकाहारी सूप, जिसमें थोड़ा सा नमक मिलाया गया हो।
- ★ गरमियों के मौसम में केवल एक अंडा लें। शीत ऋतु में दो अंडे लिये जा सकते हैं।
- ★ ताजा मक्खन।
- ★ ताजा दूध मलाई रहित बिना चीनी मिलाए नियमित रूप से पिएँ।
- ★ हरी सब्जियाँ—कच्ची या पकी हुईं।
- ★ ताजा फल अथवा फलों का रस।

प्रसवोपरांत इन खाद्य पदार्थों से बचें

- ★ पावरोटी, बिस्कुट या पेस्ट्री।
- ★ चिकनाईयुक्त मांस अथवा मछली।
- ★ तले हुए खाद्य पदार्थ।
- ★ मक्खन व मलाईदार दूध।
- ★ क्रीम एवं दूध से तैयार खाद्य पदार्थ।
- ★ चावल व 'कॉर्न-फ्लेक्स'।
- ★ सूखी सब्जियाँ व खुंबी।
- ★ मिठाइयाँ।
- ★ केला, मूँगफली, जैम, शहद, चॉकलेट आदि।
- ★ शराब, बीयर, मादक द्रव्य और मीठे पेय आदि।

गर्भावस्था एवं प्रसवोपरांत व्यायाम

बड़ी-बूढ़ियों की यह धारणा कि प्रसवोपरांत बिस्तर पर पूर्ण विश्राम किया जाए, बिलकुल गलत है। घर का हलका-फुलका काम-काज करने के बावजूद उन्हें कुछ हलके-फुलके व्यायाम भी करने चाहिए; लेकिन व्यायाम या विश्राम के संतुलन पर थोड़ा ध्यान देना जरूरी है। शारीरिक श्रम अथवा व्यायाम उतना ही किया जाए कि अधिक शारीरिक थकान के कारण गर्भ की स्थिति को कोई हानि न हो। गर्भावस्था के दौरान व्यायाम शरीर के आकार व संतुलन बनाए रखने में सहायक होता है, लेकिन हर व्यायाम के बाद थोड़ा विश्राम करना जरूरी है।

गर्भावस्था के अंतिम दिनों में गर्भ भार बढ़ने के कारण विश्राम की मात्रा बढ़ा देनी चाहिए। अच्छा होगा, यदि आप अपने डॉक्टर की सलाह लेकर व्यायाम शुरू करें। गर्भकाल अथवा प्रसवोपरांत वजन उठाने, पैरों के बल बैठने, अधिक थकान, किसी ऊँचे स्थान से कूदने और अधिक समय तक खड़े होने से बचना चाहिए। गर्भवती स्त्रियों के लिए कुछ हलके-फुलके व्यायाम इस प्रकार हैं—

1. पीठ के बल सीधा लेट जाएँ, घुटने थोड़ा ऊपर उठाएँ, अब दोनों हाथ छाती पर रखें और धीरे-धीरे श्वास लें। इस क्रिया को थोड़े अंतराल के पश्चात् दस बार दोहराएँ। छाती के लिए यह श्रेष्ठ व्यायाम है।

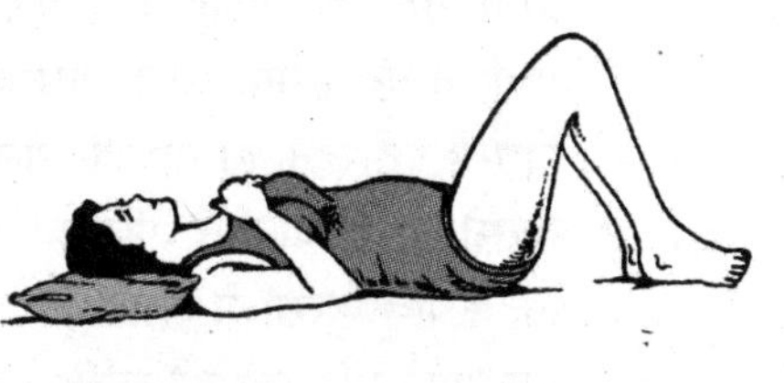

2. पीठ के बल लेट जाएँ, हाथों को कूल्हे पर ले जाएँ, अब घुटने उठाइए और श्वास अंदर की ओर खीचें, जिससे फेफड़ों में ताजी हवा भर जाए। इस व्यायाम को दस बार दोहराएँ।
3. पीठ के बल सीधा लेट जाएँ। सिर, गरदन और पीठ सीधी तानकर रखें। अब दोनों टाँगों को फैलाएँ, ताकि दोनों पाँवों के बीच लगभग डेढ़ फुट का फासला रहे। अब बाँहों को दोनों ओर फैला लें और बाँहों व शरीर के बीच का फासला लगभग 6 इंच रहना चाहिए। इस दशा में तीस मिनट तक मौन रहें और सामान्य रूप से श्वास लेना चाहिए।

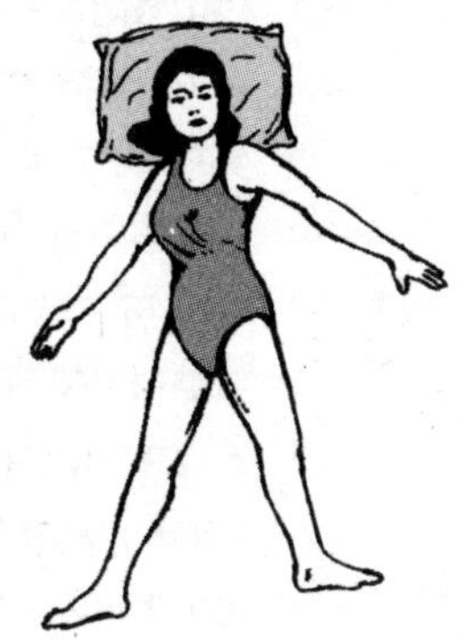

इस क्रिया से मानसिक तनाव दूर होता है।

4. पीठ के बल लेट जाइए। अब दोनों घुटने धीरे-धीरे उठाते हुए दोनों टाँगों के आर-पार ले जाइए। कूल्हों व जाँघों को सिकोड़िए, फिर ढीला छोड़ दीजिए। अब योनि भाग को भीतर की ओर खींचकर सिकोड़िए जैसे कि मल-मूत्र प्रवाह को रोकने की चेष्टा कर रही हों। इस व्यायाम द्वारा गर्भाशय व उसके आस-पास के क्षेत्र की शिराएँ सशक्त होती हैं।
5. पीठ के बल लेट जाएँ। अब दोनों घुटने उठाते हुए कूल्हे व नितंबों को बिस्तर पर दबाएँ। इससे नितंबों को शक्ति मिलती है और यदि पीठ में दर्द रहता हो, तो आराम मिलता है।
6. बिस्तर पर पीठ के बल लेट जाएँ, बाँहें दोनों ओर फैलाएँ और घुटने जिससे दोनों पाँव परस्पर छूने लगें। अब दोनों घुटने एक साथ पहले दाईं ओर, फिर बाईं ओर ले जाएँ। घुटने ऊपर की दिशा में आने पर पीठ से बिस्तर पर दबाव डालिए। याद रहे, यह व्यायाम करते समय शारीरिक कष्ट नहीं होना चाहिए। इस व्यायाम को कई बार दोहराएँ। यह व्यायाम प्रसव के एक सप्ताह बाद प्रारंभ करना चाहिए। इस व्यायाम द्वारा गर्भाशय एवं उसके आस-पास की सभी शिराएँ स्वस्थ रहती हैं। यदि पीठ में दर्द रहता हो तो यह व्यायाम करने से लाभ होता है।
7. कुरसी पर सीधा बैठें, पीठ पीछे लगी होनी चाहिए। अब पीठ और नितंब पीछे कुरसी से दबाते हुए श्वास खीचें और सामने की ओर झुकते हुए अपने पाँव छूने की कोशिश करें, फिर धीरे-धीरे श्वास छोड़ते हुए कंधा सीधा रखते हुए कुरसी से उठें।
8. फर्श पर बैठ जाएँ और घुटने उठाएँ। शरीर सामने झुकाते हुए श्वास लें, फिर छोड़ें। अब शरीर पीछे झुकाएँ और लगभग दस सेकंड इसी मुद्रा में रहें। अब धीरे-धीरे खड़ी हो जाएँ। इस व्यायाम से शरीर के निचले भाग की सभी शिराएँ सशक्त बनती हैं।
9. पीठ के बल लेट जाएँ। घुटने उठाते हुए छाती तक ले जाएँ। अब कमर अंदर की ओर सिकोड़ते हुए श्वास लें और घुटनों से छाती पर दबाव डालें। लगभग पाँच सेकंड इसी अवस्था में रहने के बाद अपना शरीर ढीला छोड़ दें। इस व्यायाम को खड़े होकर, बैठने की मुद्रा में और लेटे-लेटे किया जा सकता है। इस व्यायाम को दिन में कई बार दोहराएँ। इससे गर्भाशय, योनि क्षेत्र व आस-पास की त्वचा सिकुड़कर पूर्वावस्था में आ जाती है।

प्रथम बार माँ बनी महिलाएँ अकसर जानना चाहती हैं कि प्रसवोपरांत व्यायाम करने के लिए उन्हें किन-किन सावधानियों पर विशेष ध्यान देना चाहिए; चूँकि प्रसवोपरांत ये अकसर एकाएक स्थूल हो जाती हैं।

प्राय: देखा गया है कि प्रथम प्रसव के बाद भारतीय महिलाएँ अपना आकार खो बैठती हैं और इसका मुख्य कारण है प्रसव के बाद लापरवाही बरतना। एक बार देह बेडौल हो जाने पर इसे पुन: आकर्षक रूप देना अत्यंत कठिन व कष्टकर होता है। ऐसी महिलाओं का प्रसव भी कष्टकर होता है। प्राकृतिक नियमानुसार माँ बनने के बाद नारी सौंदर्य में निखार आना चाहिए, विकार नहीं। लेकिन हमारे यहाँ विपरीत देखा गया है और इस विकार का वास्तविक कारण है—नासमझी या लापरवाही।

प्रसव के बाद पूर्ण विश्राम, संतुलित आहार और सरल व्यायामों द्वारा आप अपना खोया हुआ आकर्षण पुन: प्राप्त कर सकती हैं। यदि प्रसव सामान्य रूप से हुआ हो तो प्रसव के तुरंत बाद महिलाओं को अपने पाँवों पर चलाया जाता है। दैहिक सौंदर्य कायम रखने के लिए यह जरूरी है कि प्रसव के लगभग चौबीस घंटे बाद से ही सरल व्यायाम प्रारंभ कर दिए जाएँ। व्यायाम कब और कितने किए जाने चाहिए, यह प्रसूता की स्थिति व शक्ति पर निर्भर करता है। इसके लिए डॉक्टर का परामर्श लेना उचित होगा। प्रसव के बाद व्यायाम कम समय के लिए व सरल होने चाहिए तथा धीरे-धीरे व्यायाम की अवधि बढ़ाती रहें। शारीरिक असुविधा होने पर व्यायाम तुरंत बंद कर देना चाहिए। प्रसव के बाद व्यायाम न करने पर शरीर ढीला-ढाला हो जाता है। प्रसवोपरांत पेट पर बेल्ट बाँधने से अनेक शारीरिक विकार उत्पन्न होने का डर रहता है। प्रसव के बाद पहले सप्ताह के दौरान बिस्तर पर पीठ के बल लेटे-लेटे हलके व्यायाम करने चाहिए, फिर दूसरे, तीसरे और चौथे सप्ताह में क्रमश: खड़े होकर, बैठकर और पेट के बल व्यायाम करने चाहिए।

सामान्य प्रसवोपरांत आप इन सरल व्यायामों को प्रारंभ कर सकती हैं—

1. फर्श पर पीठ के बल लेटकर घुटने उठाएँ और इन्हें हाथों से छुएँ। अब फर्श से सिर व कंधे उठाएँ। इस व्यायाम को सुविधा अनुसार तीन-चार बार दोहराएँ।

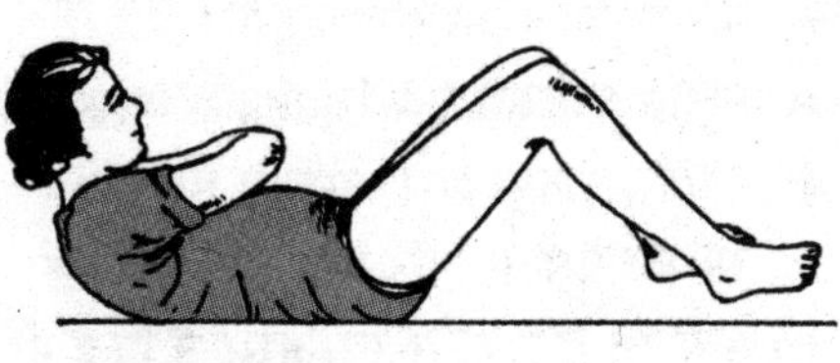

2. पीठ के बल लेटकर घुटने उठाएँ। अब सिर व कंधे उठाते हुए फर्श से एक

टाँग 45 डिग्री पर ऊपर उठाएँ। पाँच से दस सेकंड इसी स्थिति में रहें, थोड़े विश्राम के बाद इस व्यायाम को दूसरी टाँग से दोहराना चाहिए।

3. पीठ के बल लेट जाएँ, फिर घुटने उठाएँ। सिर व कंधा कोहनी के सहारे उठाएँ, लेकिन पीठ सीधी तनी रहे। सिर उतना ही उठाना चाहिए जिससे शरीर पर बोझ न पड़े।

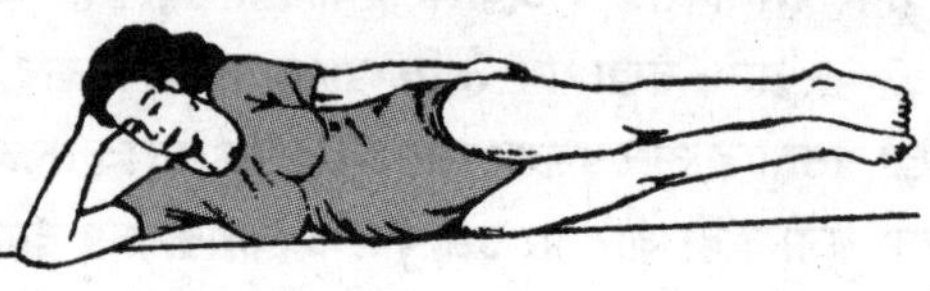

4. फर्श पर चादर बिछाकर लेट जाइए। पहले दाईं टाँग ऊपर उठाएँ, फिर बाईं टाँग ऊपर उठाएँ और अंत में दोनों टाँगें उठाकर व्यायाम पूरा करें।

सावधान! आपका शरीर स्थूल होनेवाला है, यदि आपके-

★ नितंबों पर मांस झूलने लगे।

★ हिप्स फैलने लगें।

★ पेट के सामनेवाला भाग थुलथुला हो जाए व कमर पर मांस की परतें चढ़ जाएँ।

★ गरदन पर मोटापा दिखने लगे।

★ शरीर पर त्वचा फैलने लगे।

★ ठोड़ी के नीचे मांस की परतें झूलने लगें और दोहरी ठोड़ी प्रतीत हो।

★ वक्षस्थल पर फैला मांस पेट पर लुढ़कने लगे तथा पेट की चरबी गुप्तांगों पर फैलने लगे।

आप मोटापे से शीघ्र प्रभावित होनेवाली हैं, यदि आपको-

★ अधिक खाने की आदत है।

★ बेकार बैठकर समय बिताना अच्छा लगता है।

★ मोटापा जल्द असर करता हो।

★ मानसिक तनाव एवं चिंता द्वारा आपका वजन शीघ्र घट जाता हो।

★ मालिश-क्रिया द्वारा असर न होता हो।

★ अधिक पसीना आने पर वजन घटता हो।

★ डायटिंग द्वारा शरीर पर असर न होता हो।

★ मासिक धर्म बंद होने, गर्भ ठहरने पर या यौवन ढलने की स्थिति में भी आपके वजन में वृद्धि होती हो।

आपको क्या करना चाहिए?

- ★ भोजन कम करें, विशेषकर बिस्कुट, पावरोटी, केक इत्यादि न खाएँ।
- ★ चीनी का सेवन न करें और नमक कम-से-कम मात्रा में लें।
- ★ भोजन करते समय पानी अधिक न पिएँ।
- ★ सुविधानुसार 'फोम बाथ' अथवा 'टर्किश बाथ' लेना लाभकर होगा (इसके लिए किसी हेल्थ सेंटर की सहायता ले सकते हैं)।
- ★ नियमित रूप से व्यायाम करें।
- ★ दिन भर में अधिक-से-अधिक पानी पीना चाहिए।
- ★ अपने डॉक्टर की सलाह लें।

आपको क्या नहीं करना चाहिए?

- ★ डॉक्टर के परामर्श के बिना औषधियों का सेवन।
- ★ शीघ्र धैर्य छोड़ना।
- ★ कब्ज की शिकायत होना।
- ★ बार-बार अपना वजन जाँच कराना।

प्रसवोपरांत पूछे जानेवाले कुछ सवाल

प्रश्न : वजन कम करने के लिए क्या किसी औषधि का प्रयोग करना चाहिए ?

उत्तर : नहीं। औषधियों के सेवन से कुछ समय के लिए भूख नहीं लगेगी, लेकिन आपके स्वास्थ्य पर बुरा असर पड़ता है। अपनी भूख पर नियंत्रण रखें। किसी भी प्रकार की औषधि लेने से पूर्व डॉक्टर की सलाह अवश्य लेनी चाहिए। हृदय रोग अथवा मानसिक रूप से अस्वस्थ महिलाओं को ऐसी औषधियाँ घातक सिद्ध होती हैं।

प्रश्न : प्रसवोपरांत कैसा आहार लेना चाहिए ?

उत्तर : संतुलित, लेकिन पौष्टिक आहार लेना चाहिए। बार-बार खाने की आदत से बचें। इस दौरान चौबीस घंटे में 1300 से 1600 कैलोरीज लेनी चाहिए। तैलीय खाद्य-पदार्थों एवं मदिरापान से स्वयं को दूर रखें। हरी सब्जियाँ व तेल-रहित सूप स्वास्थ्य के लिए अच्छा होता है। चीनी व नमक कम-से-कम मात्रा में लेना चाहिए। मांस, मछली, घी, मक्खन, क्रीम और दूध से बने खाद्य पदार्थ सीमित मात्रा में लेने चाहिए। अच्छा होगा, किसी 'डायटिशियन' से सलाह लें।

प्रश्न : क्या बच्चे के जन्म के तुरंत बाद ही व्यायाम प्रारंभ कर देने चाहिए?

उत्तर : सामान्य प्रसव की हालत में, प्रारंभ में केवल सरल व्यायामों का अभ्यास करना चाहिए। इससे आपका शरीर पूर्व अवस्था में आने लगेगा। यदि सामान्य प्रसव न हुआ हो तो व्यायाम करने से लेने के देने पड़ सकते हैं। यदि टाँके लगे हों तो डॉक्टर के परामर्श के अनुसार व्यायाम करें। सामान्य प्रसव के बाद एक सप्ताह तक केवल हलके-फुलके व्यायाम करने चाहिए, जिससे शरीर पर दुष्प्रभाव न होने पाए। धीरे-धीरे व्यायाम की अवधि बढ़ाते चले जाएँ। याद रहे, नियमित अभ्यास द्वारा आपके शरीर में चार चाँद लग जाएँगे।

प्रश्न : पिछले बच्चे के जन्म के बाद शरीर पर चरबी चढ़ गई थी और काफी कोशिशों के बावजूद शरीर में सुडौलता नहीं आ पाई। अब दूसरी बार माँ बनने जा रही हूँ। कहते हैं 'एरोबिक्स' द्वारा शारीरिक व्यक्तित्व बना रहता है। इसके विशेष लाभ क्या हैं?

उत्तर : 'एरोबिक्स' व्यायाम प्रारंभ करने से पूर्व डॉक्टर का परामर्श लेना अति आवश्यक होता है। इन व्यायामों से हृदय और फेफड़ों की कार्य करने की गति में वृद्धि होती है। ऑक्सीजन की आवश्यकता बढ़ने के साथ ही शरीर में उसकी खपत भी बढ़ती है। हृदय और फेफड़ों की कार्यक्षमता बढ़ने से शरीर को ऑक्सीजन की अधिक मात्रा की जरूरत होती है। इससे शरीर के सभी अंगों को भली प्रकार से कार्य करने की शक्ति मिलती है। एक पूर्णतः स्वस्थ महिला को कम-से-कम बीस से तीस मिनट तक 'एरोबिक्स' व्यायाम करने चाहिए, लेकिन इन्हें आयु व शारीरिक क्षमता के अनुसार घटाया या बढ़ाया जा सकता है। यदि नियमानुसार सही ढंग से किए जाएँ तो 'एरोबिक्स' शरीर में चुस्ती-फुरती भर देते हैं। हृदय और श्वसन संस्थान की कार्यक्षमता बढ़ाने के अतिरिक्त इसके और भी अनेक लाभ हैं—

★ रक्त संचार और मांसपेशियों की शक्ति बढ़ती है।

★ जीवन-शक्ति बढ़ती है और शरीर लंबे अरसे तक युवा बना रहता है।

★ शरीर की ऊर्जा और कार्यक्षमता में वृद्धि होती है।

★ अधिक समय तक शरीर के क्रियाशील रहने से शरीर में संचित वसा समाप्त होने लगती है और शरीर सुडौल होता है।

★ शरीर के क्रिया-कलापों में सुधार होता है।

★ नींद अच्छी आती है। अच्छी नींद स्वास्थ्य में चार चाँद लगा देती है।

★ मानसिक तनाव दूर होता है।

★ शरीर का लचीलापन बढ़ता है।

★ त्वचा और शरीर के आकार-प्रकार में सुधार होता है।

वास्तव में घूमना, जॉगिंग करना, दौड़ना, साइकिल चलाना, रस्सी कूदना, तैरना, नाव चलाना आदि सभी 'एरोबिक्स' व्यायाम हैं; क्योंकि इनसे शरीर की अधिकांश मांसपेशियाँ एक साथ हरकत में आती हैं। 'एरोबिक्स' से पूर्व लगभग पाँच मिनट तक हाथ-पैर चलाकर शरीर को थोड़ी गरमी देनी चाहिए, जिससे शरीर के जोड़ और मांसपेशियाँ थोड़ी खुल जाएँ। झुककर पाँव का अँगूठा छूना, तेजी से बैठना, तेजी से उठना या बैठक लगाना, दाएँ-बाएँ झुकना आदि कुछ सरल व्यायाम हैं, जो 'एरोबिक्स' से पहले करना चाहिए। इसी प्रकार एरोबिक्स के बाद शरीर को धीरे-धीरे शांत करना चाहिए। जब शरीर का पसीना सूख जाए और शरीर कुछ ठंडा हो जाए, तभी आप स्नान करें।

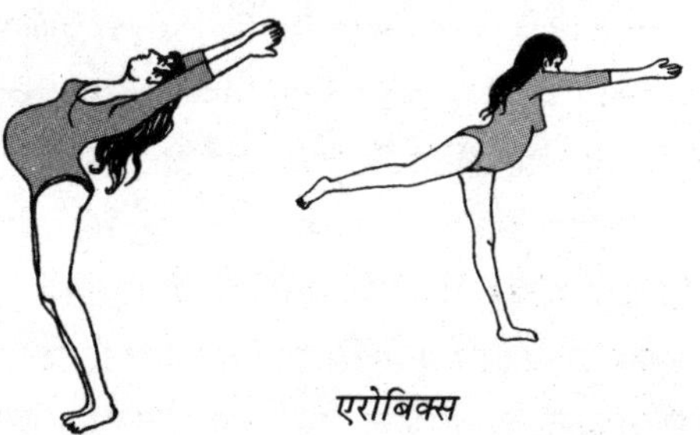

एरोबिक्स

गर्भवती महिलाओं के लिए यौगिक व्यायाम

गर्भावस्था के दौरान शरीर स्थूल होने लगता है। इस अवस्था में गर्भिणी को नियमित रूप से लगभग तीस मिनट सरल योगाभ्यास करना चाहिए। गर्भकाल में शरीर का वजन बढ़ने की दर इस प्रकार है—

★ **प्रथम पक्ष :** गर्भावस्था के प्रथम तीन माह की अवधि को प्रथम पक्ष कहते हैं और इस अवधि के दौरान शरीर के वजन में एक किलोग्राम प्रति माह वजन बढ़ता है।

★ **द्वितीय पक्ष :** चौथे से छठे महीने की गर्भावस्था को द्वितीय पक्ष कहा जाता है। इस अवधि में प्रतिमाह एक किलोग्राम की दर से वजन में वृद्धि होती है।

★ **अंतिम पक्ष :** सातवें माह से शिशु के जन्म तक की अवस्था को अंतिम पक्ष कहा जाता है। इस अवधि में शरीर का वजन तीव्रता से बढ़ता है और प्रतिमाह डेढ़ से दो किलोग्राम की दर से वजन में वृद्धि होती है। इस प्रकार गर्भावस्था के प्रारंभ से अंतिम चरण तक वजन में साढ़े आठ

से दस किलोग्राम तक वजन बढ़ने की संभावना होती है। शिशु का जन्म होने पर वजन में लगभग पाँच किलोग्राम की गिरावट आती है। इस प्रकार प्रसव के बाद शरीर का वजन लगभग चार-पाँच किलोग्राम फिर बढ़ जाता है।

प्रसवोपरांत नियमित योगाभ्यास द्वारा शारीरिक स्थूलता पर नियंत्रण पाया जा सकता है। इसके लिए नियमित रूप से प्राणायाम और विश्राम का अभ्यास करना चाहिए। साँस के साथ किए जानेवाले योगाभ्यासों को प्राणायाम कहा जाता है। स्थूलता और सौंदर्य के लिए जहाँ ये क्रियाएँ लाभकर हैं, इनसे अनेक घातक रोग अर्थात् जोड़ों का दर्द, अस्थमा, फेफड़ों की खराबी, बवासीर और यौन विकारों का उपचार संभव है। प्राणायाम के योगाभ्यासी को अभ्यास के साथ-साथ उचित आहार लेना और कुछ सिद्धांतों का पालन करने की आवश्यकता होती है। प्राणायाम में संस्कृत के दो शब्द मिले हुए हैं अर्थात् प्राण और आयाम। प्राण का अर्थ है 'जीवन' और आयाम का अर्थ है 'जीवन शक्ति का विकास तथा नियंत्रण'। प्राणायाम श्वास-क्रिया के अभ्यास का एक रूप है। सभी प्राणायामों में उज्जनी प्राणायाम सर्वश्रेष्ठ माना जाता है। उज्जनी प्राणायाम का अभ्यास खड़े होकर और लेटकर किया जाता है। खड़े होकर अभ्यास करने से ज्यादा असर होता है, जबकि लेटकर अभ्यास करने से प्रभाव कम होता है। उज्जनी प्राणायाम को चार भागों में बाँटा जा सकता है अर्थात् मुँह से साँस छोड़ना (रेचक), नथुनों से साँस खींचना (पूरक), साँस को रोकने की क्रिया (कुंभक) और मुँह से पुनः साँस छोड़ना (रेचक)। याद रहे, मुँह द्वारा साँस (रेचक) तीव्र गति से छोड़ना चाहिए जबकि नाक द्वारा साँस (पूरक) धीरे-धीरे लेना चाहिए।

योगाभ्यास के दौरान विश्राम करना जरूरी है। विश्राम दो तरह का होता है—अल्पकालिक तथा दीर्घकालिक। दो आसनों के बीच अल्पकालिक विश्राम करना आवश्यक है। अल्पकालिक विश्राम के लिए दो बार धैर्य के साथ साँस लिया जाता है। सभी आसनों के बाद किया जानेवाला विश्राम दीर्घकालिक विश्राम होता है। उदाहरण के लिए, यदि आधे घंटे तक योगाभ्यास किया जाए तो अंत में सात-आठ मिनट दीर्घकालिक विश्राम करना चाहिए। गर्भावस्था के अंतिम तीन महीनों में केवल उज्जनी प्राणायाम व शवासन का अभ्यास करने का परामर्श दिया जाता है।

शारीरिक व मानसिक विश्राम प्राप्त करने के लिए शवासन एक लाभकर योग क्रिया है। शव का अर्थ है मृत शरीर। अतएव शवासन अर्थात् शव आसन

का शाब्दिक अर्थ हुआ मृत शरीर का आसन या दूसरे शब्दों में इस क्रिया को विश्राम का आसन कहना उचित होगा। योग विज्ञान में इस क्रिया को योगनिद्रा भी कहते हैं। शवासन के लिए शांत स्थान का चुनाव करें, जहाँ तापमान सामान्य होना चाहिए अर्थात् न अधिक गरम न अधिक ठंडा। शवासन का अभ्यास भोजन करने के दो घंटे बाद ही करना चाहिए। इस क्रिया में आँखें मूँदकर अपना ध्यान बारी-बारी शरीर के विभिन्न अंगों की ओर अर्थात् घुटनों, जाँघों, कमर, पीठ, वक्षस्थल, कंधों, गरदन, बाँहों, हथेलियों व उँगलियों की ओर केंद्रित करते चले जाएँ और इस बात का अहसास करें कि ये अंग पूर्ण विश्राम की स्थिति में हैं। इस क्रिया के दैनिक अभ्यास के कारण शरीर की सभी मांसपेशियाँ, स्नायु तथा शारीरिक अवयवों को विश्राम मिलता है और उनमें शक्ति आती है। अनिद्रा, उच्च या निम्न रक्तचाप, गैस की बीमारियों, फेफड़े तथा दिल के रोगियों और मानसिक रोग से ग्रस्त महिलाओं के लिए यह एक सरल और लाभप्रद क्रिया है।

प्रसवोपरांत नियमित योगाभ्यास द्वारा शारीरिक स्थूलता पर नियंत्रण पाया जा सकता है। गर्भावस्था के प्रथम छह महीनों में किए जानेवाले योगाभ्यास तदासन, अर्द्ध-चंद्रासन, सरल त्रिकोणासन, बद्धा-कोणासन, वज्रासन, वीरासन, पाद-हस्त आसन, परिघासन, वीर-भद्रासन, मर्जरासन, पवन-मुक्त आसन, एकपदा उत्तान आसन मुख्य हैं—

★ **तदासन :** सीधी तनकर खड़ी हो जाएँ। अब एक कदम आगे सीधी रेखा में चलें, लेकिन चलते समय झुकना नहीं चाहिए। पंद्रह से बीस कदम सामने की ओर चलें, फिर बिना मुड़े पीछे की ओर चलें। इस क्रिया को पाँच बार दोहराएँ। इस आसन की दूसरी मुद्रा में पंद्रह से बीस कदम कूदते हुए सामने चलें, फिर उसी तरह बिना मुड़े ही वापस कूदते हुए पूर्वावस्था में आ जाएँ। इस क्रिया को नित्य चार से पाँच बार दोहराना चाहिए। गर्भावस्था के दौरान इस आसन से शरीर चुस्त-दुरुस्त रहता है।

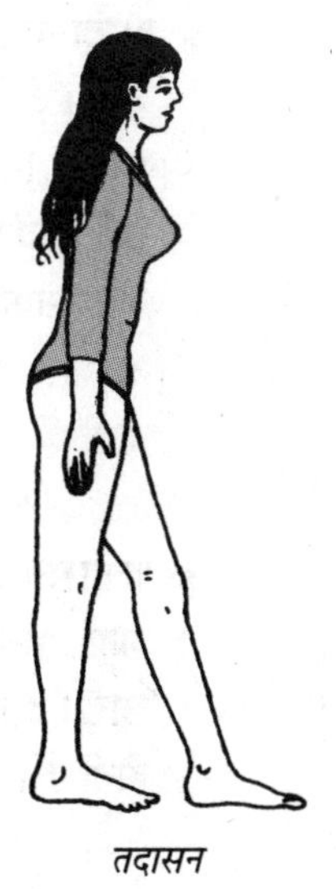

तदासन

★ **अर्द्ध-चंद्रासन :** सीधी खड़ी होकर साँस खींचते हुए दोनों भुजाएँ सिर के ऊपर उठाइए। अब साँस छोड़ते हुए क्षण भर विश्राम करके पुनः साँस लेते हुए कंधों को यथासंभव पीछे झुकाएँ। कुछ क्षण साँस रोके रखिए और फिर साँस छोड़ते हुए पहले की सामान्य अवस्था में आ जाएँ। इस आसन को करने से रीढ़ पुष्ट रहती है।

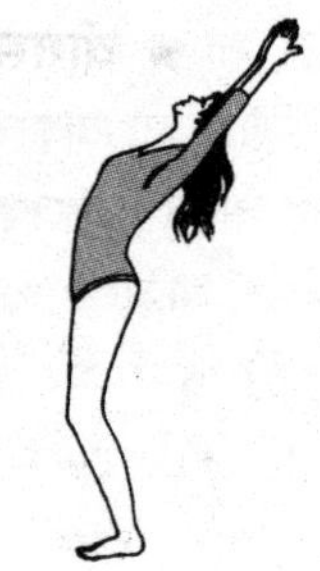

अर्द्ध-चंद्रासन

★ **सरल त्रिकोणासन :** टाँगें फैलाकर खड़ी हो जाइए। दोनों पैरों के मध्य कम-से-कम दो फीट का अंतर होना चाहिए। पहले दाईं ओर झुकते हुए दाएँ हाथ से दायाँ पैर छुएँ, फिर बाएँ हाथ से इस क्रिया को बाईं ओर दोहराएँ। इस आसन का दस बार अभ्यास करें। नियमित अभ्यास से वक्षस्थल, पेट, उदर, जाँघों और गर्भाशय की मांसपेशियाँ स्वस्थ रहती हैं।

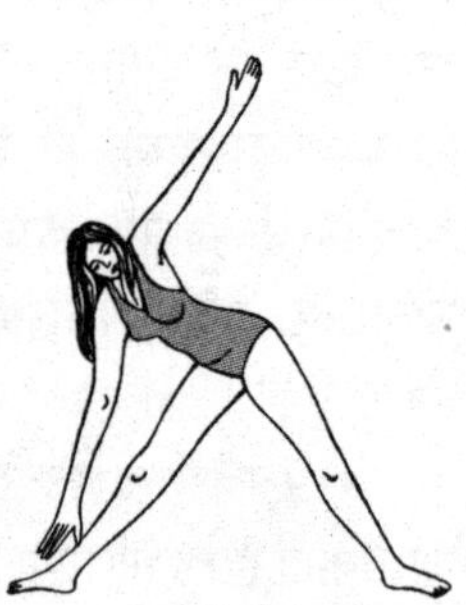

सरल त्रिकोणासन

★ **बद्धा-कोणासन :** दरी बिछाकर जमीन पर बैठ जाएँ। दोनों पैरों को पकड़कर सामने इस प्रकार परस्पर मिलाइए कि उनके तलवे एक-दूसरे को छूने लगें। इस स्थिति में अधिक-से-अधिक समय तक बैठना चाहिए। इस आसन के नियमित अभ्यास से गर्भाशय की सभी गड़बड़ियाँ दूर होती हैं और स्त्रियों की यौन-शक्ति बढ़ती है।

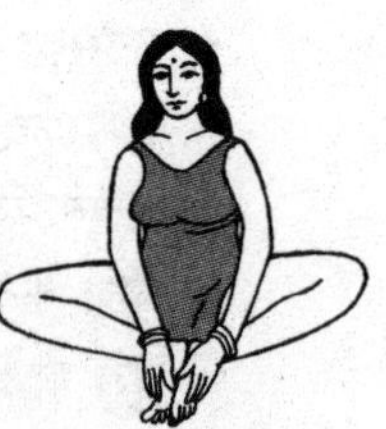

बद्धा-कोणासन

★ **वज्रासन :** घुटनों के बल जमीन पर दरी बिछाकर बैठ जाएँ, हाथ सामने घुटनों पर रखकर दीर्घ साँस लें, फिर छोड़ें। इस क्रिया से गर्भाशय की सभी गड़बड़ियाँ ठीक होती हैं।

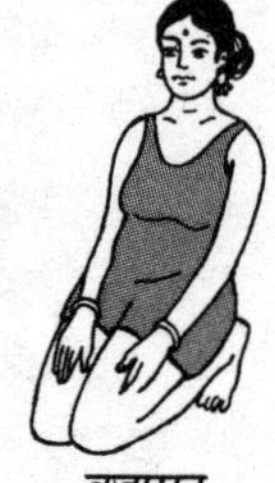

वज्रासन

★ **वीरासन :** इस आसन का अभ्यास खड़े होकर अथवा बैठकर किया जाता है। अब दोनों कलाइयों को अपनी-अपनी दिशा में फैलाकर सिर के ऊपर ले जाएँ तथा दोनों हाथों की अँगुलियों को सटा लें। अब रीढ़, गरदन तथा सिर को सीधा रखते हुए स्वाभाविक रूप से साँस लेते रहिए। इस समय आप वीरासन में हैं। आठ सेकंड इस अवस्था में रहें, फिर सामान्य अवस्था में आ जाएँ। वीरासन के नियमित अभ्यास से जाँघों व भुजाओं की मांसपेशियाँ पुष्ट रहती हैं। फेफड़े व सीने को यह योग-क्रिया सबल बनाती है। इससे प्रसव के समय अधिक कष्ट भी नहीं होता।

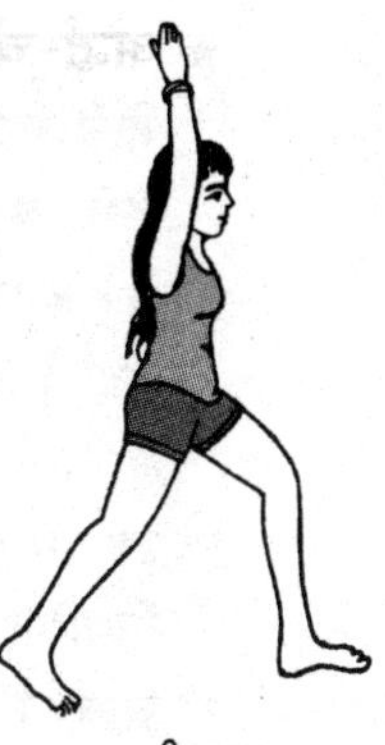
वीरासन

★ **पाद-हस्त आसन :** तदासन की मुद्रा में खड़े होकर साँस छोड़ते हुए सामने की ओर झुकिए, जिससे आपके हाथ पैरों के अँगूठों को छूने लगें। लेकिन इस स्थिति में आपके घुटने नहीं झुकने चाहिए। इस आसन के अभ्यास से पीठ, पेट, कूल्हे और टाँगों की मांसपेशियाँ पुष्ट रहती हैं तथा इनकी चरबी छँटती है।

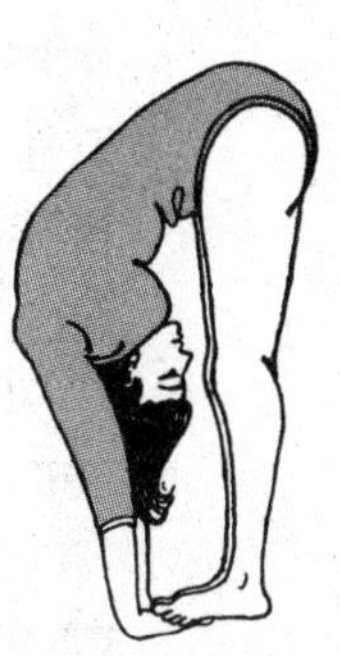
पाद-हस्त आसन

★ **परिघासन :** फर्श पर घुटने टेककर झुकिए। अब बाँह झुकाकर पहले दाईं ओर, फिर बाईं ओर झुक जाएँ। इस क्रिया के नियमित अभ्यास से यौन-ग्रंथियाँ सक्रिय होकर काम करने लगती हैं। इससे यौन क्षमता बढ़ती है और प्रसवोपरांत कमर पर झुर्रियाँ नहीं पड़तीं।

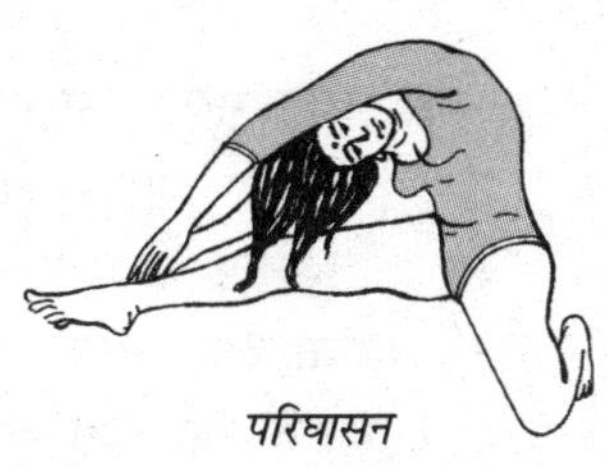
परिघासन

★ **वीरभद्रासन :** तदासन की मुद्रा में खड़े होकर दाईं टाँग पीछे ले जाइए, जबकि दाईं भुजा सामने की ओर फैली हुई हो। इस स्थिति में सामने की

ओर थोड़ा झुकिए, जिससे बाँह और टाँग में नब्बे अंश का कोण बन जाए। इस प्रकार शरीर का सारा बोझ एक टाँग पर आ जाता है। लगभग दस मिनट साँस रोककर इस मुद्रा में रहें, फिर साँस छोड़ते हुए पूर्वावस्था में लौट आएँ तथा फिर बाईं भुजा व बाईं टाँग से इस क्रिया का पुनः अभ्यास करें। नियमित अभ्यास से पाँवों, टखनों, घुटनों, जाँघों, नितंबों, पेट और भुजाओं की मांसपेशियाँ पुष्ट रहती हैं। गर्भवती महिलाओं को इस आसन के अभ्यास द्वारा प्रसव के समय कष्ट कम होता है तथा गर्भावस्था के अंतिम दिनों में पीठ व जाँघों में होनेवाली पीड़ा से छुटकारा मिलता है।

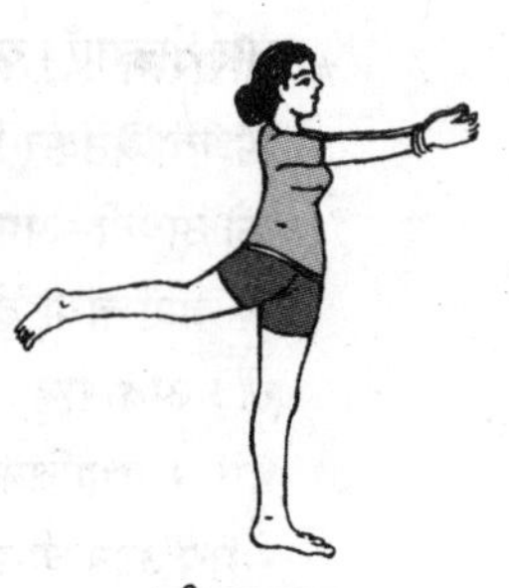
वीरभद्रासन

★ **मर्जरासन :** घुटनों व हाथों के बल झुकिए, जिससे रीढ़ कमान की भाँति हो जाए। इस मुद्रा में बारी-बारी टाँगों को जमीन से उठाइए, सिर को ऊपर उठाएँ और नितंबों को पीछे की ओर गतिशील रखें। गर्भावस्था के अंतिम दौर में इससे श्वास क्रिया ठीक रहती है।

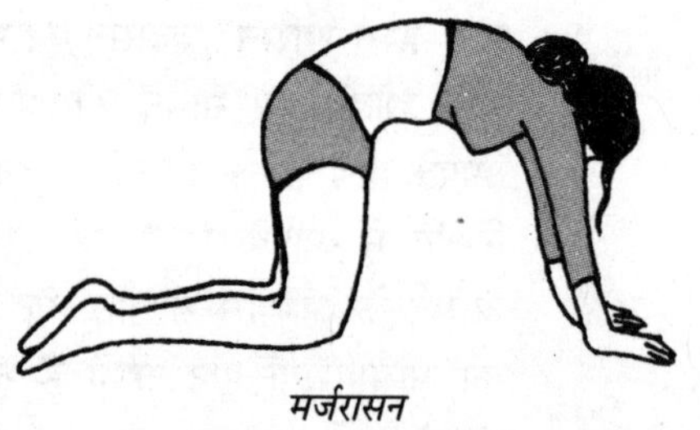
मर्जरासन

★ **पवन-मुक्त आसन :** जमीन पर चादर बिछाकर पीठ के बल चित लेट जाइए। अब घुटनों को बारी-बारी सीने की ओर उठाकर उसी ओर के हाथ से घुटनों को पकड़ें और सीने की ओर खींचें। इस क्रिया को छह से आठ

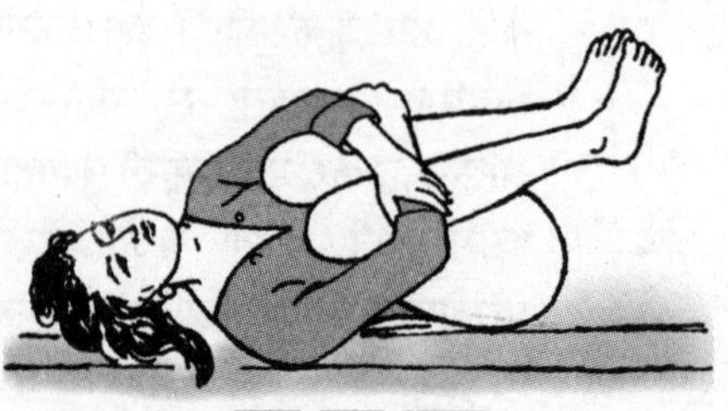
पवन-मुक्त आसन

बार दोहराएँ। यदि अभ्यास करने में कठिनाई हो तो बारी-बारी एक टाँग से अभ्यास किया जा सकता है। यह आसन वायु-विकार को दूर करता है, इससे पेट की मांसपेशियाँ सक्रिय होती हैं। इससे प्रसवोपरांत गर्भाशय सही स्थान पर आ जाता है।

★ **एकपदा उत्तान आसन :** जमीन पर पेट के बल लेट जाएँ और ऊपर सामने की ओर देखिए। दोनों हाथों को शरीर के साथ फैलाएँ। धीरे-धीरे गहरी साँस लेते हुए एक टाँग जमीन से उठाइए, जिससे यह जमीन पर नब्बे अंश का कोण बनाए। छह से आठ सेकंड तक साँस रोके रखें, फिर साँस छोड़ते हुए टाँग को जमीन पर धीरे-धीरे गिराएँ, ताकि साँस छोड़ना बंद होने तक यह जमीन से छू जाए। अब दूसरी टाँग से इस क्रिया को दोहराएँ। इस योग क्रिया का तीन-चार बार अभ्यास करें। पेट व जाँघों के लिए यह एक उपयोगी योग क्रिया है। इससे वायु-विकार, कब्जियत, अपच तथा आँत की अव्यवस्थाएँ ठीक होती हैं।

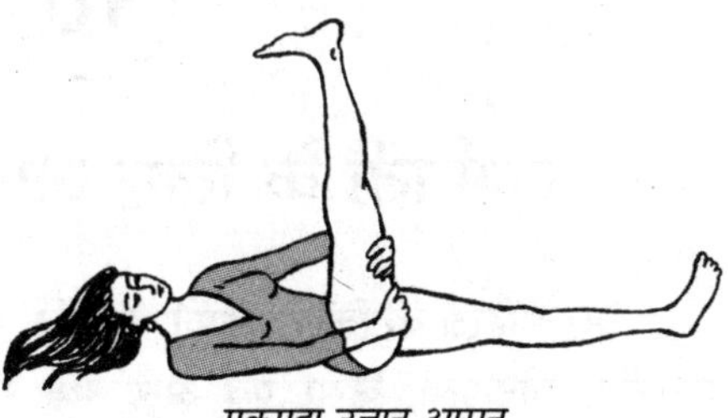

एकपदा उत्तान आसन

□

गर्भवती के लिए जानना जरूरी है

हर महिला के लिए बाँझपन, मासिक धर्म की गड़बड़ी, गर्भपात, प्रोलैप्स, यौन रोग, मीनोपाज, कैंसर एवं अन्य स्त्री रोगों की जानकारी होना या रखना आवश्यक है, इनका वर्णन यहाँ किया जा रहा है—

बाँझपन

मातृत्व नारी जीवन की सार्थकता मानी जाती है। प्रत्येक नारी की यह प्रथम आकांक्षा और प्रबल इच्छा होती है कि वह माँ बने। लेकिन बाँझपन की पीड़ा केवल वही स्त्री जान सकती है जिसे मातृत्व का सुख न मिला हो। गर्भाधान न हो पाने के कई कारण हो सकते हैं—

- ★ गर्भ-स्थापन में किसी जन्मजात शारीरिक त्रुटि के कारण बाधा।
- ★ शारीरिक त्रुटि के कारण सहवास में बाधा।
- ★ सहवास शिथिलता, अति सहवास, अप्राकृतिक सहवास।
- ★ अधिक दुर्बलता या अधिक स्थूलता।
- ★ सूजाक आदि यौन रोगों का प्रभाव।
- ★ मासिक धर्म विकार।
- ★ प्रथम प्रसव या गर्भपात के समय किसी असावधानीवश प्रजनन अंगों में आया विकार।
- ★ अन्य किसी शारीरिक विकार या दुर्घटनावश गर्भाधान की शक्ति का विनष्ट हो जाना।
- ★ स्त्री में यौनेच्छा का अभाव होना।

★ शारीरिक त्रुटियाँ व बाधाएँ अर्थात् गर्भाशय के मुख पर शुक्राणुओं का जमाव नहीं होना, शुक्राणुओं में संतानोत्पादन क्षमता न होना, शुक्राणुओं या शुक्र-कीटों में 'फैलोपियन ट्यूब' तक पहुँचने की पर्याप्त शक्ति नहीं होना, डिंबकोश में स्वस्थ डिंब का निर्माण नहीं होना, डिंब में 'फैलोपियन ट्यूब' तक पहुँचने की शक्ति न होना, डिंब का होना या डिंब का गर्भाशय में नहीं पहुँच पाना, गर्भाशय में डिंब के पोषण और विकास की क्षमता नहीं होना इत्यादि।

इसके अलावा कुछ अन्य कारण हैं, जिससे गर्भाधान संभव नहीं हो पाता; जैसे—

★ डिंबकोश का समुचित विकास न होना या उसका अस्वस्थ होना।
★ फैलोपियन ट्यूब में खराबी।
★ गर्भाशय की स्थिति ठीक न होना या किसी विकार के कारण स्थानच्युत हो जाना।
★ गर्भाशय में ट्यूमर या कैंसर के लक्षण दिखाई देना।
★ गर्भाशय में गर्भपात से अथवा किसी अन्य कारण से सूजन होना।
★ स्त्री-रज में किन्हीं तत्त्वों के कारण शुक्र-कीटों के विनाश की क्षमता आ जाना। सहवास के बाद लगभग एक घंटे के अंदर यह जाँच की जानी चाहिए कि स्त्री योनि में शुक्र-कीटों के विनाशकारी तत्त्व तो नहीं अथवा स्वस्थ शुक्र-कीटों के गर्भाशय मुख पर पहुँचने में कोई बाधा तो नहीं। इस जाँच से लगभग चार दिन पहले सहवास बिलकुल बंद कर देना जरूरी है।

इसके लिए डॉक्टर द्वारा पेशाब व रक्त की जाँच से देखा जाता है कि थायरॉइड ग्रंथि में कोई गड़बड़ी तो नहीं है। 'फैलोपियन ट्यूब' की जाँच करवाना कदापि न भूलें। गर्भाशय की झिल्ली जाँच की जानी चाहिए कि वह स्वस्थ डिंब के योग्य है या नहीं। याद रहे, पुरुष के वीर्य में संतानोत्पादन की क्षमतावाले शुक्राणु नहीं होने पर गर्भ ठहरने का कोई उपचार संभव नहीं।

लिकोरिया

लिकोरिया या योनि-मार्ग से सफेद रंग का स्राव होना स्त्रियों में एक आम शिकायत है और हर आयु की स्त्रियाँ इससे ग्रस्त पाई जाती हैं। यदि समय पर

उपचार न कराया जाए तो रोग में और वृद्धि हो जाती है। अविवाहित युवतियाँ संकोचवश उपचार नहीं करवातीं, अत: परिणाम भयानक होता है। सामान्य लिकोरिया बहुधा पोषण के अभाव और शक्ति से अधिक थकानेवाले कार्यों का नतीजा होता है। कई बार मानसिक उथल-पुथल से भी लिकोरिया होने की संभावना होती है। 'इन्फेक्शन लिकोरिया' होने पर योनि प्रदेश पर खुजली, चिपचिपा व गाढ़ा स्राव होने लगता है, अत: ऐसी हालत में शीघ्र चिकित्सा होनी चाहिए। 'इन्फेक्शन लिकोरिया' प्राय: तीन प्रकार का होता है—

1. **मोनालिया** : इसमें पानी सफेद व दही की तरह गाढ़ा और फुटकीदार होता है तथा योनि प्रदेश पर अकसर खुजली होती है।
2. **ट्राइकोमोनस** : इसमें खुजली के साथ-साथ पतला व पीला स्राव भी होने लगता है।
3. **यौन रोगों—सूजाक या गनोरिया—**के कारण होनेवाला लिकोरिया स्राव बदबूदार व मवादयुक्त होता है। पेशाब में जलन होती है। नीम-हकीमों या व्यर्थ के विज्ञापनों में फँसकर पैसा बरबाद नहीं करना चाहिए। ऐसी हालत में डॉक्टर का परामर्श लेना चाहिए। 'इन्फेक्शन लिकोरिया' होने पर पति की जाँच होना अनिवार्य है।

मासिक धर्म की गड़बड़ी

मासिक धर्म एक सामान्य शारीरिक प्रक्रिया है। इसमें मुख्यत: तीन तरह की अनियमितताएँ देखी गई हैं—डिसमिनोरिया (पीड़ादायक मासिक धर्म), मैटोरेजिया (अनियमित मासिक धर्म), आलिगोमिनोरिया और मैनोरजिया (कम या अधिक स्राव होना)।

मासिक धर्म में पीड़ा होना, कभी कम कभी अधिक और कभी असहनीय पीड़ा होना डिसमिनोरिया के लक्षण हैं। ऐसी हालत में कब्ज न होने दें, खुली हवा में रहें और नियमित व्यायाम करना चाहिए। लापरवाही बरतना ठीक नहीं, जाँच अवश्य कराएँ, आपको भीतरी रोग भी हो सकता है।

मैटोरेजिया अकसर किशोरावस्था के प्रारंभिक दिनों में एक आम शिकायत होती है। ऐसी हालत में विटामिन, लौह तत्त्व की पूर्ति विशेष लाभकर होती है। याद रखें, ऐसी हालत में बिना सोचे-समझे हारमोंस लेना हानिकारक हो सकता है। इश्तहारी औषधियों का सेवन कदापि नहीं करना चाहिए। किसी योग्य डॉक्टर से परामर्श करें।

बहुत कम या बहुत अधिक मासिकस्राव (आलिगोमिनोरिया और मैनोरजिया) भी एक प्रकार की अनियमितता है। ऐसी अनियमितता प्रायः मानसिक कारणों अर्थात् दुश्चिंता, अत्यधिक बेचैनी, तनाव की स्थिति और आघात आदि से होती है। स्राव अधिक होने पर डॉक्टरी जाँच करवानी चाहिए, ऐसा गर्भाशय में ट्यूमर होने के कारण हो सकता है। मीनोपाज अवधि के दौरान रक्तस्राव होना कैंसर के लक्षण भी हो सकते हैं। मीनोपाज के बारे में विस्तृत जानकारी इसी अध्याय में दी जा रही है।

प्रोलैप्स

प्रोलैप्स अर्थात् गर्भाशय का बाहर निकलना एक आम शिकायत है। इस दशा में बच्चेदानी का अगला भाग, जिसे गर्भाशय ग्रीवा या 'सरविक्स' कहते हैं, योनि-मार्ग से बाहर तक आ जाता है। खाँसने से पेशाब निकलना, पूरा गर्भाशय योनि के बाहर आ जाना, 'ब्लैडर' (मूत्राशय), 'रैक्टम' (मलाशय) अपने स्थान से खिसक जाना आदि प्रोलैप्स माना जाता है। गर्भाशय या इससे जुड़े आंतरिक अंगों के अपने स्थान से खिसक जाने के अनेक कारण हैं, अर्थात् छोटी आयु में शादी होना, कम आयु में बच्चा होना, बच्चे जल्दी-जल्दी होना, घर में प्रसव कराना, प्रसव के समय जच्चा को लिटाने की बजाय बैठा देना, गर्भकाल के दौरान कब्ज की शिकायत, प्रसवोपरांत कब्ज रहना, प्रसव में कठिनाई से योनि-छिद्र का फटना, प्रसवोपरांत शीघ्र ही बोझ उठाना या अधिक परिश्रम करना, लगातार खाँसी रहना, गर्भाशय के आस-पास की मांसपेशियों का ढीला पड़ जाना इत्यादि। जहाँ तक संभव हो, प्रसव किसी अस्पताल में ही करवाया जाना चाहिए। उपचार के लिए 'रिपेयर-ऑपरेशन' किया जाता है, लेकिन यदि प्रोलैप्स तीसरी स्टेज में पहुँच गया हो तो अधिकतर 'हिस्ट्रक्टमी' या गर्भाशय को ऑपरेशन द्वारा निकालने से इसका उपचार संभव है। ऑपरेशन के बाद डॉक्टर की अनुमति के बिना बोझ उठाना या पति के साथ सहवास नहीं करना चाहिए।

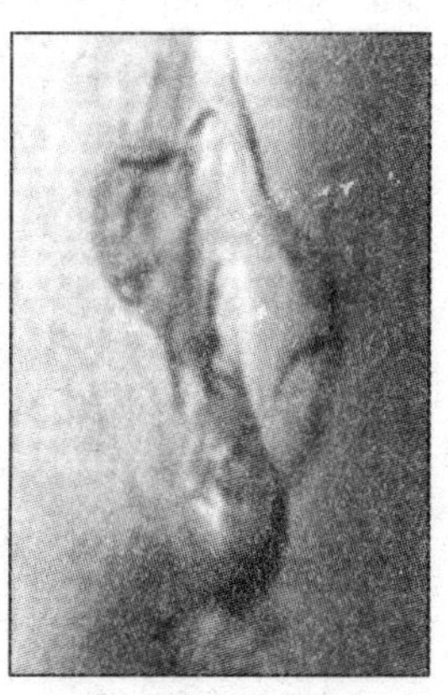

शरीर का बाहर निकलना

यौन रोग

आज हमारे देश में हर पाँचवीं महिला किसी-न-किसी यौन रोग से पीड़ित है। अधिकांश यौन रोग वेश्यागमन या दुराचार से ही फैलते हैं। शीघ्र उपचार से

इनपर सहजता से नियंत्रण पाया जा सकता है। याद रहे, नीम–हकीमों या विज्ञापनों के चक्कर में पड़कर समय अथवा पैसा बरबाद न करें। अशिक्षित व्यक्तियों में अज्ञानता, शिक्षित युवा वर्ग में बढ़ती 'सैक्स एडवेंचर' की प्रवृत्ति, दूरदर्शन पर प्रदर्शित यौन से भरे कार्यक्रम, ड्रग्स व मादक द्रव्यों में वृद्धि, गिरता हुआ नैतिक स्तर आदि अनेक बातें इसका मुख्य कारण हैं। इसका दुष्परिणाम भुगतना पड़ता है घरेलू लड़कियों और महिलाओं को। इस अध्याय में यौन संसर्ग से लगने वाली बीमारियाँ—सिफलिस (आतशक), गनोरिया (सूजाक), हरपीज प्रोजैनिटेलिस और स्केवीज का वर्णन किया जा रहा है—

1. **आतशक या सिफलिस :** भारत में यह यौन रोग सर्वाधिक पाया जाता है। यदि माँ को यह रोग है तो बच्चा जन्म से ही इस रोग से प्रभावित हो सकता है। यौन संसर्ग के नौ दिन से लेकर चालीस वर्ष की अवधि के अंदर कभी भी यह रोग हो सकता है। प्रारंभ में स्त्री की योनि या पुरुष के लिंग पर एक दाना निकलता है, फिर यह बीमारी सारे शरीर में फैल जाती है। कभी-कभी यह रोग केवल रक्त में ही रहता है, इसे 'लेटेंट सिफलिस' कहते हैं। इस रोग का दुष्प्रभाव शरीर की हड्डियों और दिलो–दिमाग पर होता है। गर्भवती का दुष्प्रभाव आनेवाली संतान पर पड़ता है।

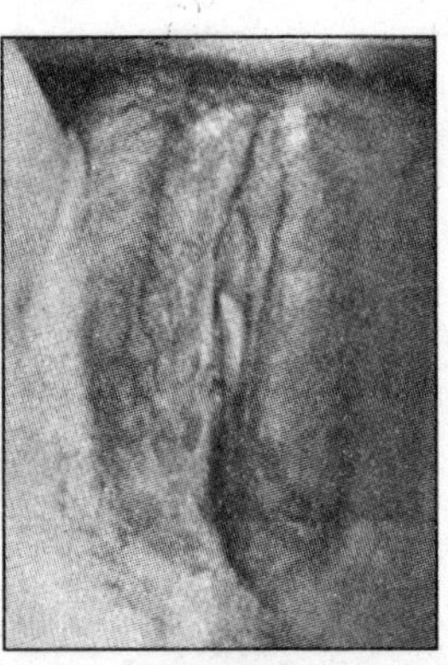

आतशक रोग

2. **सूजाक या गनोरिया :** यह रोग *नाइसीरिया गनोरिए* नामक एक जीवाणु से होता है। पुरुषों के लिए यह अधिक खतरनाक होता है। स्त्रियों में यह रोग कम कष्टदायक है। अधिकांशतः यह रोग चरित्रहीन स्त्रियों द्वारा ही पुरुषों में फैलता है। इसकी संक्रमण अवधि कम है। यौन–संसर्ग के बाद मात्र दो से पाँच दिन के भीतर बीमारी के लक्षण प्रकट हो सकते हैं। मूत्र–मार्ग में जलन के साथ

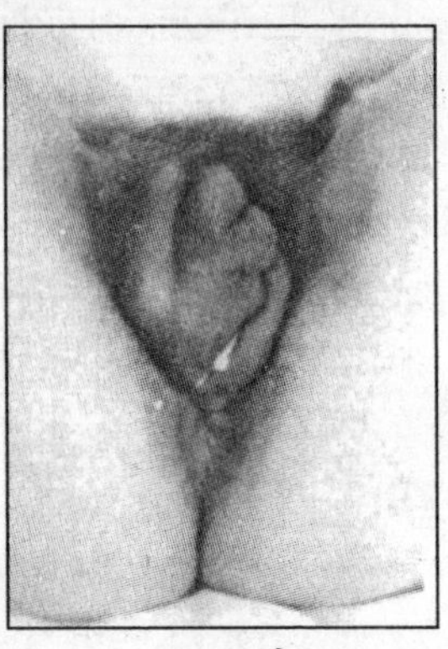

सूजाक रोग

पेशाब में मवाद आने लगता है। एक सप्ताह तक उपचार न होने पर संपूर्ण मूत्र-वाहिनी प्रभावित हो सकती है। इसका दुष्प्रभाव अंडकोश तक चला जाता है। इसमें असह्य दर्द होता है। उपयुक्त उपचार न होने पर शरीर में जोड़ों का दर्द, सूजन, हड्डियों में विकार, आँखों में कमजोरी, अंधापन, शक्तिहीनता और नपुंसकता आ सकती है।

3. **हरपीज प्रोजैनिटेलिस :** कई बार शारीरिक संपर्क के बाद एक 'वायरस इन्फेक्शन' अथवा जीवाणु के संक्रमण से यह रोग प्रकट होता है। इसके मुख्य लक्षण योनि पर हलके छाले होना, छालों में पानी भर ज़ाना और फिर फूट जाना, कभी दर्द होना, कभी नहीं होना हैं। छाले कभी ठीक हो जाते हैं, फिर कुछ दिनों बाद पुनः उभर जाते हैं। रोग के प्रारंभिक काल में ही उपचार होना आवश्यक है अन्यथा और अनेक रोग भी लग जाते हैं। आप तुरंत किसी योग्य डॉक्टर से उपचार करवाएँ। यह रोग सीधे यौन संसर्ग के अलावा किसी रोगी या रोगिणी के तौलिए, जाँघिए, पेटीकोट आदि के संपर्क में आने से भी लग सकता है।

4. **स्केवीज :** स्केवीज अथवा खुजली की बीमारी भी यौन संसर्ग और वस्त्रों आदि के संपर्क में आने से लगती है। इसका कीटाणु त्वचा के अंदर और ऊपरी परत में रहता है। इस कीटाणु के अंडे वस्त्रों से चिपके रहते हैं, वहीं से लगकर त्वचा में प्रवेश कर जाते हैं। एक सफेद तेल के उपयोग से इस संक्रामक रोग का उपचार संभव है।

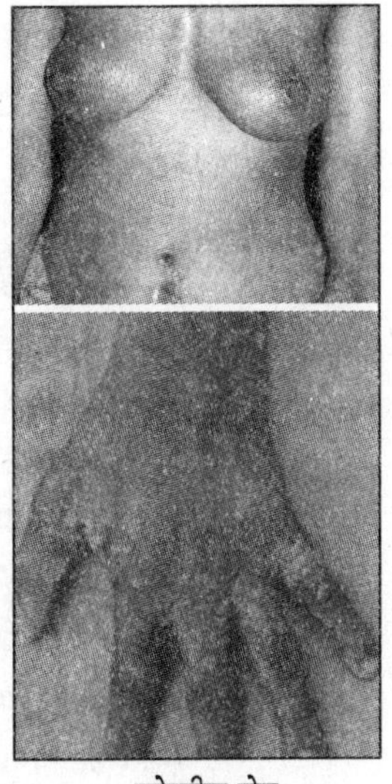

स्केवीज रोग

खुजली के साथ-साथ कई बार त्वचा पर लाल-लाल दाने होने लगते हैं। कई बार दानों में से पानी बहता है। करबीर (oleander)—एक प्रकार का पौधा की पत्तियों को सरसों के तेल में काफी समय तक उबालकर दुष्प्रभावित त्वचा पर नियमित लगाने से इस संक्रामक रोग का उपचार संभव है। चमेली तथा नीबू रस बराबर

मात्रा में मिलाकर दुष्प्रभावित स्थान पर मालिश करने से आराम मिलता है, लेकिन मालिश शुष्क त्वचा पर ही करनी चाहिए।

5. **ट्राइकोमोनस इंफेक्शन :** इस यौन रोग में ल्यूकोरिया की तरह स्राव होता है। इसका रंग पीला होता है, योनि प्रदेश पर खुजली व जलन होती है। पुरुषों के मूत्र में पीला सा तरल पदार्थ जाता है। दंपती में किसी को भी हो, पति-पत्नी दोनों का उपचार एक-साथ होना चाहिए। इलाज के बाद शरीर पर इसका कोई दुष्प्रभाव नहीं होता।
6. **मोनिलियासिस :** यह रोग प्राय: गर्भकाल में अधिक होता है। योनि के भीतर वस्त्र का स्पर्श न होना बेहतर है अन्यथा इसका फंगस योनि के अंदर पनप जाता है। इस रोग का प्रमुख लक्षण यह है कि योनि से सफेद गाढ़ा तरल स्रवित होता है, साथ ही खुजली और जलन की शिकायत होती है। पुरुषों में यह रोग कम ही होता है।
7. **मलुस्कम कंटेजियोसम :** यह रोग वायरस से फैलता है। इसमें योनि के अंदर व बाहर मोती जैसे सफेद दाने निकलते हैं, जो उपचार न किए जाने पर पूरे शरीर पर फैल जाते हैं। इन दानों में सफेद गाढ़ा मावाद भर जाता है, जो दबाने पर फूटकर रिसने लगता है। डॉक्टरी उपचार अनिवार्य होता है।
8. **शैकरायड :** इस रोग के कीटाणु का नाम 'इक्रीबेसिला' और संक्रमण अवधि तीन से पाँच दिन की होती है। पहले बाहरी काग पर घाव बनता है, जिसमें खून आता है और दर्द भी होता है। दो सप्ताह बाद नलों में गाँठें बनने लगती हैं। उपचार न होने पर गाँठों में मवाद भरने लगता है। इसका तुरत डॉक्टरी उपचार आवश्यक है।

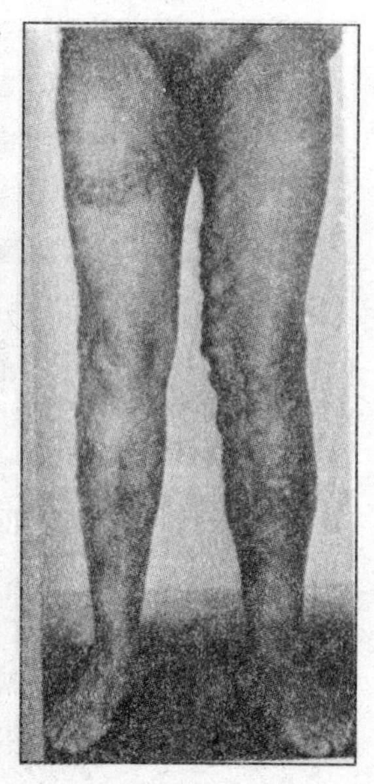

9. **लिंफोग्रेनलोमा वैनीरियम :** यह रोग संक्रमण के बाद एक से तीन सप्ताह में प्रकट होता है। इसका प्रमुख लक्षण है योनि या लिंग पर हलका सा दाना होना, जो अपने आप ठीक हो जाता

है। फिर दो या तीन सप्ताह बाद टाँगों के जोड़ों में गाँठें बन जाती हैं और जोड़ों में दर्द होने लगता है। गाँठें खुलने लगती हैं और उपचार नहीं किए जाने पर ये गाँठें धीरे-धीरे नासूर बन जाती हैं, जिनमें मवाद भर जाता है। योनि व लिंग पर सूजन आ जाती है और भगंदर भी हो सकता है। कभी-कभी योनि-मार्ग से पेशाब आने लगता है और अकसर बूँद-बूँद रिसने लगता है। गाँठें बनते ही तुरंत उपचार करवाना चाहिए, जिससे रोग पर नियंत्रण पाया जा सके। बीमारी बढ़ जाने पर सर्जरी द्वारा उपचार करवाना पड़ता है।

10. **ग्रेनूलोमा वेनीरियम :** इस रोग की शुरुआत एक कीटाणु से होती है; यह बीमारी जीर्ण रूप में चलती रहती है। इसकी संक्रमण अवधि कुछ माह से लेकर वर्षों तक हो सकती है। लक्षणों में सर्वप्रथम लाल रंग का व्रण बनता है, जो धीरे-धीरे फैलने लगता है और कठिनाई से ही ठीक हो पाता है। फिर यह व्रण पुनः एक लोथड़े के रूप में बढ़ने लगता है तथा निष्क्रमण के छेद बंद होने लगते हैं और मूत्र तथा मासिक धर्म रुक जाता है। प्रसव के दौरान रोगिणी को तकलीफ होती है और शरीर के निचले भाग में सूजन आने लगती है। कई बार सर्जरी द्वारा उपचार करवाना पड़ता है।

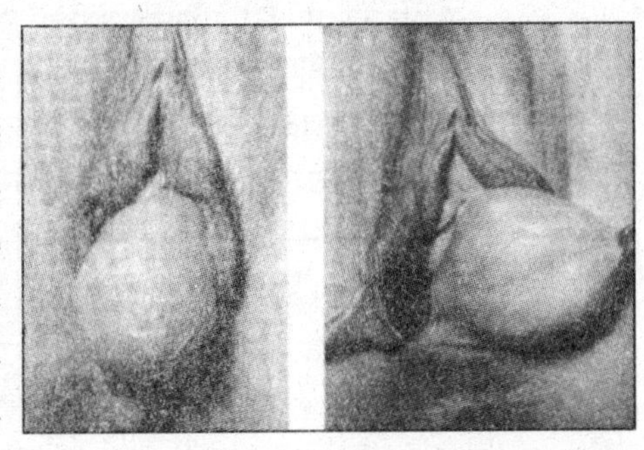

11. **बार्थोलीनस ग्लैंड एब्ससेस :** योनि की बाहरी परत 'लॉबिया' पर सूजन, गाँठें और दर्द होने लगता है। प्रसव से पूर्व यह शिकायत अकसर देखी जाती है। डॉक्टर अकसर एंपीसिलिन (500 मि.ग्रा.) तथा एंटीबायोटिक दवाओं द्वारा उपचार करते हैं। इस दौरान संभोग-क्रिया से दूर रहें।

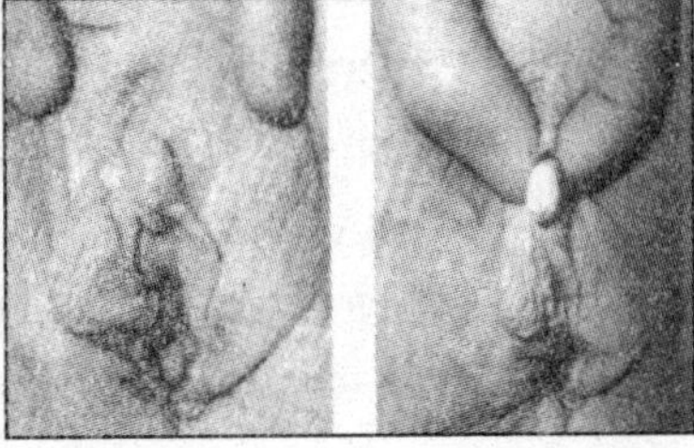

शीघ्र उपचार नहीं होने पर रोग बढ़ जाता है। सीधे यौन संसर्ग के अलावा रोगिणी के तौलिए, जाँघिए, पेटीकोट आदि के संपर्क में आने से भी संक्रमण हो जाता है।

12. **कंटेक्ट बलवाइटॅस :** यह एक 'वायरस इंफेक्शन' या जीवाणु के संक्रमण द्वारा फैलनेवाला रोग है। लक्षण इस प्रकार हैं—योनि-द्वार पर सूजन, खुजली और लाल चकत्ते होने लगते हैं।
13. **हाइड्रा-डैंटाइटस सुपरेटिव :** योनि के आस-पास व भगनासा पर सूजन, गाढ़ा बदबूदार स्राव होने लगता है। सहवास उपरांत योनि-मार्ग में रह जानेवाला वीर्य अच्छी तरह साफ किया जाना चाहिए।
14. **सर्कम्सीजन :** भग, भगोष्ठ और भगनासा आदि जीवाणु संक्रमण द्वारा नष्ट होने के कारण इसे सर्जरी द्वारा अलग करना पड़ता है अथवा विद्युत् यंत्रों द्वारा जला देना पड़ता है। इस रोग द्वारा मासिक धर्म में गड़बड़ी, यौन संसर्ग में कठिनाई होने के साथ-साथ कष्टदायक प्रसव का डर रहता है। इस रोग में रक्त स्राव होने, मूत्र रोग, संक्रमण, मासिक धर्म होने में कठिनाई होती है।
15. **हाइमेनल स्टेनोसिस :** योनि-मार्ग का तंग होना अथवा योनि-मार्ग के अंदर झिल्ली उत्पन्न होना इस रोग के प्रमुख कारण होते हैं। कई बार प्रसव के दौरान सर्जरी के कारण योनि-मार्ग में घाव होने से इस रोग का सामना करना पड़ता है। हालाँकि यौन क्रिया कष्टकर होती है, लेकिन प्रसव के दौरान विशेष तकलीफ नहीं होती।
16. **हाइपर-प्लास्टिक वल्वर डाइस्ट्राफी :** लगभग 40-50 प्रतिशत महिलाओं को इस रोग से पीड़ित पाया जाता है। प्रमुख लक्षण हैं—योनि-मार्ग के आस-पास सूजन, खुजली और जलन होती है। इस स्थान की सफाई पर विशेष ध्यान देना चाहिए। खुजली होने पर यथासंभव खुजाएँ नहीं। यदि रोग बढ़ने लगे तो डॉक्टरी उपचार जरूरी है। इसमें आगे कैंसर होने का डर रहता है।
17. **लाबियल अद्धेशन :** इंफेक्शन द्वारा तीन से छह वर्ष की आयु के बच्चों में यह रोग देखा जाता है। भगनासा के नीचे खुजली के साथ-साथ छोटे-छोटे दाने होने लगते हैं, जिनसे बदबूदार स्राव होता है। किशोर युवतियाँ, जिन्हें सहवास व अपने यौनांगों से खेलने की बुरी लत लग जाती है, को अकसर इस बीमारी से पीड़ित देखा गया है।

यौनांगों को पूर्णतया साफ रखें अन्यथा दुष्प्रभावित स्थान पर फफोले होने लगते हैं।

18. **लिचन प्लानूस :** तीस से साठ वर्ष की महिलाओं को प्राय: इस रोग से दुष्प्रभावित देखा गया है। भगनासा पर खुजली और छोटे-छोटे दाने होने लगते हैं। सहवास से पूर्व कई बार रक्तस्राव हो जाता है। शीघ्र डॉक्टरी उपचार नहीं लेने पर कैंसर होने का डर रहता है।

19. **बल्वर हेमाटोमा :** योनि-क्षेत्र में भगोष्ठों पर अकसर सूजन, खुजली और घाव उत्पन्न होने के लक्षण देखे जाते हैं। इस बीमारी के प्रमुख कारण हैं—अत्यधिक सहवास के कारण योनि-मार्ग में घाव, हस्त मैथुन, बलात्कार का शिकार होना, यौनांगों की सर्जरी, अल्पायु में मातृत्व का बोझ, 'वेरिकोज वेन' से पीड़ित होना, अपने यौनांगों से खिलवाड़ करना आदि। प्रायः इस रोग के कारण भगनासा क्षेत्र का रंग गहरा नीला अथवा काला होने लगता है।

20. **वल्वर लैसियन और साइस्ट :** भगनासा-क्षेत्र की त्वचा शरीर के अन्य भागों की त्वचा से मिलती-जुलती है। शरीर की त्वचा की भाँति भगनासा पर त्वचा रोग होने की संभावना रहती है। दुष्प्रभाववाले स्थान पर खुजली, सूजन और दाने होने का डर रहता है। फिर गाँठें बन जाती हैं, जो अनेक प्रकार की होती हैं।

21. **प्रसव के समय प्रसव-मार्ग का क्षतिग्रस्त हो जाना :** मलद्वार और योनि के बीच जो सीवन होती है, प्रसव के समय अधिकतर उसका कुछ भाग फट जाता है। गर्भावस्था के अंतिम दिनों में प्रतिदिन कटि स्नान लेने से प्रसव के समय यह दुर्घटना नहीं होती। प्रसव के समय इस स्थान पर गरम-ठंडी सेंक देने अथवा गरम पानी के डूश के इस्तेमाल से सीवन को फटने से बचाया जा सकता है। सीवन फट जाने पर उस स्थान पर गीली मिट्टी या गीले कपड़े की पट्टी इस्तेमाल करने से कुछ दिनों में यह भर जाती है।

22. **प्रसवोपरांत दर्द रहना :** प्रसव के बाद कई स्त्रियों की कमर और पेड़ू में प्रसव की तरह ही दर्द होता है। पेड़ू पर बारी-बारी गरम और ठंडी सेंक देने से दर्द दूर हो जाता है।

23. **गर्भपात होना :** गर्भाशय में संचित विजातीय द्रव्य की गरमी और तज्जनित प्रदाह के कारण गर्भाशय में तनाव और अतिरिक्त गरमी का

बढ़ जाना गर्भ गिर जाने का प्रमुख कारण है। भय, चिंता, भावावेश, मानसिक उत्तेजना, कसकर साड़ी या सलवार बाँधना, श्वेत प्रदर, जनैनेंद्रिय संबंधी रोग, रक्त दोष, अधिक सहवास, गर्भावस्था के प्रारंभिक दिनों में सहवास, असंतुलित आहार, नशीली वस्तुओं का सेवन, किसी प्रकार का मानसिक आघात, चोट लगना, भारी वस्तु उठाना, दुर्बल गर्भाशय, रक्ताल्पता, दूषित और शक्तिहीन वीर्य, कब्ज, चेचक, खसरा, दस्त, यक्ष्मा, शीत ज्वर, अस्वच्छता, अस्वास्थकर स्थान में वास, जान-बूझकर गर्भ गिराने की कोशिश करना, अधिक परिश्रम करना या व्यायाम करना, लंबी यात्रा आदि मुख्य कारण हैं।

24. **बच्चे का पेट में मर जाना :** मानसिक और शारीरिक कतिपय रोगों के परिणामस्वरूप कई बार प्रसव से पहले ही बच्चा पेट में ही मर जाता है। इसकी पहचान यह है कि शिशु पेट में हिलता-डुलता नहीं, प्रसव-पीड़ा उठनी बंद हो जाती है। उसकी साँस में मुरदे जैसी गंध आने लगती है तथा पेट पर सूजन चढ़ जाती है। जब बच्चा पेट में मर जाए तो चारपाई पर लिटाकर पेट पर ठंडे पानी की भीगी पट्टी या गीली मिट्टी की पट्टी रखें तथा बीच-बीच में रोगिणी को थोड़ा-थोड़ा पानी पिलाएँ।

25. **कष्टकर प्रसव :** प्रसव के समय अधिक तकलीफ हो तो उपचार करवाना ठीक होगा। यदि कारण कब्ज हो तो एनिमा द्वारा पेट साफ कर लेना चाहिए। गर्भाशय ग्रीवा के कड़ेपन के कारण तकलीफ हो तो गर्भाशय-द्वार में धीरे-धीरे पिचकारी की सहायता से गरम पानी पहुँचाकर उसे नरम कर देना चाहिए। इस क्रिया द्वारा प्रसव शीघ्र हो जाता है। मेहन-स्नान या एक-एक या दो-दो घंटे बाद पेड़ू पर ठंडी पट्टी का प्रयोग करना चाहिए।

26. **प्रसव के समय अकड़न :** ऐसी हालत में प्रसूता को आराम से किसी हवादार कमरे में बिस्तर पर लिटा देना चाहिए और हाथ-पाँव पटकने से चोट न आने पाए इसका ध्यान रखना चाहिए। चेहरे पर ठंडे पानी के छींटे और पेड़ू पर पानी या गीली मिट्टी की ठंडी पट्टी तीन-चार मिनट के अंतर पर देनी प्रारंभ करें। इसके साथ ही गले पर जल-पट्टी देकर सिर के पिछले भाग से प्रारंभ कर पूरी रीढ़ की ठंडे जल से मालिश करनी चाहिए। उपचार करने से पूर्व रोगिणी को

एनिमा देकर पेट साफ करने से शीघ्र लाभ होता है।

27. **आँवल में विलंब :** रोगिणी और कमजोर स्त्रियों के आँवल प्राय: देर से गिरते हैं। इस हालत में आँवल को खींचकर बाहर कदापि नहीं निकालना चाहिए। प्रसवोपरांत आँवल गिरने से पहले एक प्रकार का दर्द होता है, जो इस बात का सूचक है कि अब आँवल गिरेगा। प्रसव के बाद यदि यह दर्द न हो तो इस दर्द को लाने का उपचार करना चाहिए, ताकि दर्द उठकर आँवल आसानी से गिर पड़े। इसका एक उपाय पेट पर गीली मिट्टी की पट्टी रखना है, जिससे दर्द उत्पन्न होकर आँवल बाहर आ जाएगा। प्रसूता के पेड़ू पर ठंडे पानी की मालिश करने से भी आँवल शीघ्र गिर जाता है। कुशल दाइयाँ हाथ का सहारा देकर सहजतापूर्वक आँवल निकाल लेती हैं, परंतु अनाड़ी दाइयों से हमेशा बचें।

28. **प्रसवोपरांत अधिक रक्तस्राव :** पहले-पहल यह स्राव अधिक मात्रा में व लाल रंग का होता है, मगर बाद में कम हो जाता है और रक्त का रंग सफेद पीब जैसा बदबूदार हो जाता है। ऐसी हालत में पीड़ा, कमजोरी, प्यास, पसीना, बुखार हो जाता है। यह खतरनाक है। नियमपूर्वक दिन में दो बार गरम पानी का डूश देकर प्रसूता के योनि-मार्ग को अच्छी तरह से धो देना चाहिए। इससे गर्भाशय और उसके आस-पास के अवयव अपनी स्वाभाविक अवस्था में आकर रक्त को रोकने में सहायता करते हैं। इसके बाद रोगिणी के दोनों पाँवों को पानी में डुबोकर ठंडे पानी में मेहन-स्नान कराना चाहिए। मेहन-स्नान संभव न हो तो कटि-स्नान भी दिया जा सकता है।

    ठंडी पट्टी देने के लिए एक साफ चादर को खूब ठंडे पानी में भिगोकर निचोड़ लें और नाभि से लेकर घुटने तक चारों ओर लपेट दें। इस बात का ध्यान रहे कि चादर को लपेटते समय जाँघ का भीतरी भाग प्रसव-द्वार से मल-द्वार तक का स्थान तथा नितंब का निचला भाग भीगी चादर के स्पर्श में अवश्य आ जाए। इस पट्टी के प्रयोग से गर्भाशय शीघ्र सिकुड़ जाता है, जिससे रक्तस्राव बंद हो जाता है।

महिलाओं में कैंसर

महिलाओं में गर्भाशय और वक्ष कैंसर सर्वाधिक होता है। यह न तो वंशगत

रोग है, न ही संक्रामक रोग। बिगड़ी हुई अवस्था में यह रोग लाइलाज हो जाता है। बच्चेदानी का कैंसर स्त्रियों में सर्वाधिक होता है। गर्भाशय द्वारा कैंसर की संभावना अपेक्षाकृत अधिक होती है। माहवारी बंद होने की अवधि में रक्त-स्राव अधिक व अनियमित हो तो तुरंत जाँच कराएँ। माहवारी बंद हो जाने के बाद दो वर्ष या इससे अधिक समय के बाद फिर दाग लगे तो तुरंत जाँच करवानी चाहिए, यह कैंसर का लक्षण हो सकता है।

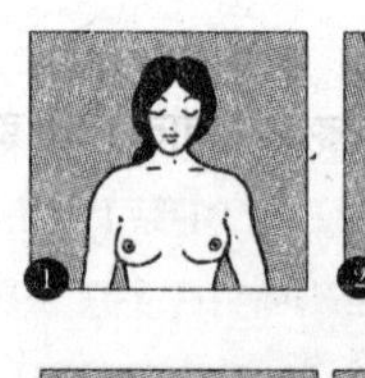
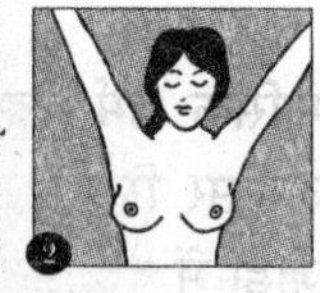
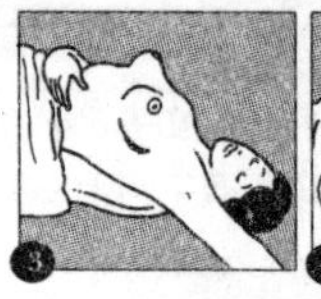
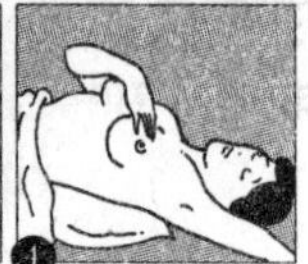
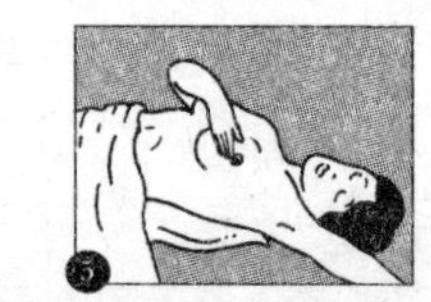
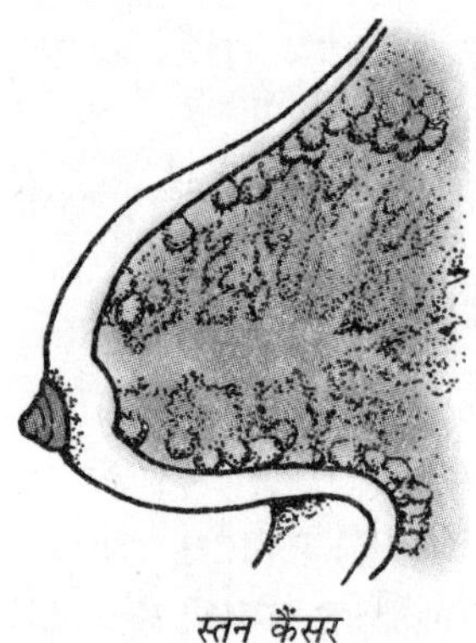

स्तन कैंसर

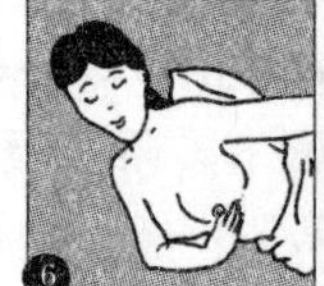
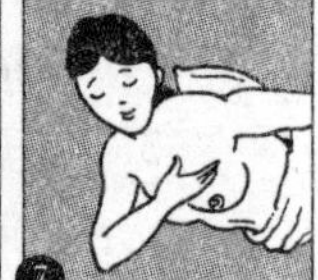
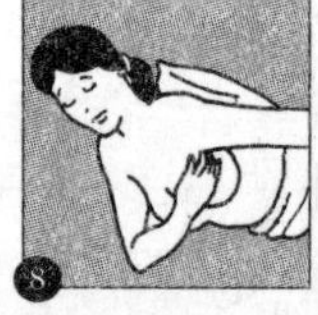
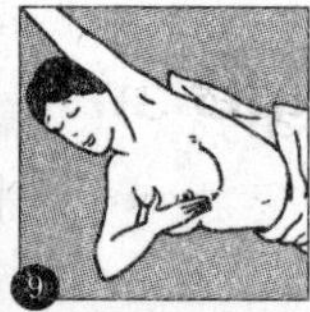

वक्ष में कोई गाँठ मालूम पड़े, यह छोटी हो या बड़ी, दर्द करती हो या नहीं कैंसर की प्रारंभिक स्थिति हो सकती है। ऐसी हालत में अविलंब डॉक्टरी जाँच अवश्य कराएँ। स्नान करते समय या अपने शयनकक्ष में हथेली से दबा-दबाकर देखती रहें कि कहीं कोई छोटी-मोटी गाँठ तो नहीं बन रही। वक्ष-कैंसर की स्वयं जाँच करने के लिए यहाँ रेखाचित्र दिए जा रहे हैं।

मीनोपाज

वयसंधि काल--जब मासिक धर्म आरंभ होता है तथा मीनोपाज अवधि--जब मासिक धर्म बंद होता है, ये नारी जीवन के दो महत्त्वपूर्ण काल हैं। इन दोनों ही स्थितियों में भीतरी रासायनिक परिवर्तनों के कारण कुछ शारीरिक लक्षण प्रकट होते हैं और कुछ मानसिक व भावात्मक। अकसर चालीस-पचास वर्ष की आयु में

मासिक धर्म बंद हो जाता है। इस दौरान अकसर स्त्रियाँ सुस्त, चिड़चिड़ी, परेशान, जोड़ों में दर्द, पेट में गैस और सिर दर्द की शिकायत करती हैं। मासिक धर्म बंद होने की तीन सामान्य प्रक्रियाएँ होती हैं—

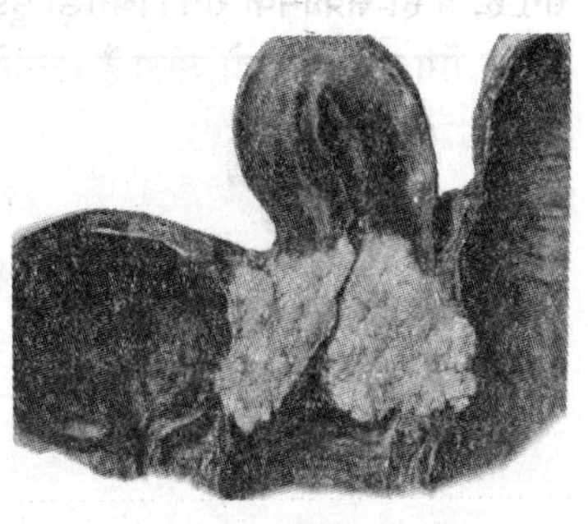

गर्भाशय कैंसर

1. चालीस वर्ष की आयु के बाद मासिक धर्म बंद हो जाए और छह महीने तक न आए तो उसे मीनोपाज समझा जा सकता है।
2. मासिक धर्म बंद होने के समय कुछ अवधि तक मासिक धर्म देर-देर से होने लगे और इसमें स्राव बहुत कम हो तो यह मीनोपाज की दूसरी सामान्य स्थिति होती है।
3. मासिक धर्म समय पर ही हो, परंतु स्राव क्रमशः घटता जाए और फिर एकाएक पूर्णतः बंद हो जाए तो यह मीनोपाज की तीसरी सामान्य अवधि है।

कुछ असामान्य स्थितियाँ

★ मासिक धर्म कम अवधि के अंतर से जल्दी-जल्दी आने लगे।
★ मासिक धर्म लगभग छह महीने तक बंद रहने के बाद पुनः होने लगे।
★ पैंतालीस-पचास वर्ष की आयु के दौरान स्राव की मात्रा बढ़ जाए।
★ सहवास के समय रक्तस्राव होने लगे।
★ रक्त लगातार जाने लगे।

ऐसी हालत में तुरंत डॉक्टर से जाँच करवाएँ। यह गर्भाशय में ट्यूमर या कैंसर होने के लक्षण होते हैं।

मीनोपाज के दौरान कुछ शारीरिक लक्षण इस प्रकार के होते हैं—

★ घबराहट अधिक होना।
★ पसीना अधिक आना।
★ कभी अचानक गरमी लगना और कभी ठंड का अनुभव करना।
★ शरीर भारी-भारी महसूस होना।
★ पेट में गैस की शिकायत।
★ अँगुलियों के जोड़ों व कलाइयों में दर्द होना।

★ कभी-कभी हृदय क्षेत्र में पीड़ा महसूस होना।

★ आलस्य, सुस्ती व चिड़चिड़ापन होना।

★ कई बार यौनेच्छा का बढ़ जाना।

★ भय, तनाव, चिंता, हताशा, क्रोध, चिड़चिड़ाहट तथा हीन भावना के लक्षण प्रकट होना।

मीनोपाज अवधि के दौरान क्या करें?

★ बिलकुल चिंता नहीं करनी चाहिए।

★ मोटापा नहीं बढ़े, इसके लिए सचेत रहना चाहिए।

★ आहार पर नियंत्रण रखें। भोजन में भारी नाश्ता, तली हुई चीजें, अधिक कार्बोहाइड्रेटवाली चीजें अर्थात् रोटी, चावल, आलू, चीनी आदि कम करके प्रोटीन, खनिज लवण और विटामिन युक्त भोजन की मात्रा बढ़ा देनी चाहिए। दालें, अंडा, दूध, पनीर, दही, हरी सब्जियाँ, फल खूब खाएँ।

★ यौनेच्छा को लेकर भयभीत या चिंतित होने की जरूरत नहीं। किन्हीं शारीरिक अथवा मानसिक कारणों से यौन-संबंध में कोई बाधा प्रतीत हो तो अपनी डॉक्टर से निस्संकोच परामर्श लें।

★ स्वयं को रचनात्मक क्रिया-कलापों, मनोरंजन एवं ज्ञान-ध्यान में व्यस्त रखना चाहिए।

महिलाओं के ऑपरेशन के बारे में सुझाव

महिलाओं के गर्भाशय से संबंधित कुछ विशेष ऑपरेशनों का यहाँ वर्णन किया जा रहा है। यह जानकारी स्त्री रोग विशेषज्ञों से प्राप्त की गई है। हिस्ट्रक्टमी, ओबेरियाटमी, एक्टोपिक प्रेगनेंसी, हिस्ट्रोटमी आदि कुछ चर्चित ऑपरेशन हैं—

1. **हिस्ट्रक्टमी :** गर्भाशय में कैंसर के लक्षण, ट्यूमर, रसौली या हारमोंस असंतुलन के कारण अधिक रक्तस्राव होने पर गर्भाशय को ऑपरेशन द्वारा बाहर निकाल दिया जाता है। यह ऑपरेशन प्रायः चालीस वर्ष की आयु के बाद किया जाता है, चूँकि गर्भाशय निकाल दिए जाने से मासिक धर्म बंद हो जाता है। यदि कम आयु में बच्चेदानी में रसौली हो जाए तो पूरा गर्भाशय न निकालकर केवल रसौली ही निकाल दी जाती है। इसे 'मायोमेक्टमी' कहते हैं। कई बार किसी कारणवश मुख्यतः बार-बार गर्भपात होने या बार-बार प्रसव के कारण गर्भाशय अपने स्थान

से खिसक जाता है, ऐसी स्थिति में गर्भाशय को बाहर नहीं निकालते बल्कि सर्जरी द्वारा इसे इसके ठीक स्थान पर ले आते हैं। इस क्रिया को 'वैंट्रोसस्पेंशन' कहते हैं। अब तो बिना पेट चीरे योनि-द्वार से गर्भाशय निकालने का उपचार संभव हो गया है। इस क्रिया को 'वैजाइनल हिस्ट्रक्टमी' कहते हैं, जबकि पेट चीरकर गर्भाशय निकालने की क्रिया को 'एब्डॉमनल हिस्ट्रक्टमी' कहते हैं।

2. **ओबेरियाटमी :** हिस्ट्रक्टमी में केवल गर्भाशय (यूटरस) ही बाहर निकाला जाता है, जबकि 'ओबेरियाटमी' में 'ट्यूमर' हो जाने के कारण डिंब ग्रंथियाँ (ओवरीज) निकालना भी अनिवार्य हो जाता है। यदि डिंब ग्रंथि में 'ट्यूमर' छोटा सा हो तो केवल 'ट्यूमर' निकालने की आवश्यकता होती है। इस क्रिया को 'ओवरियल सिस्टैक्टमी' कहते हैं।
3. **एक्टोपिक प्रेगनेंसी :** कभी-कभार गर्भ गर्भाशय में न ठहरकर गर्भनली में अप्राकृतिक रूप से ठहर जाता है। इस क्रिया को 'ट्यूबल प्रेगनेंसी' कहते हैं। इस दशा में ट्यूब में गर्भ के बढ़ने या फैलने की कोई संभावना नहीं होती और शीघ्र ही अनेक जटिलताएँ उत्पन्न होने लगती हैं। ऐसी हालत में कभी पीड़ा, कभी रक्तस्राव, कभी उलटियाँ होने की शिकायत रहती है और ऑपरेशन करना जरूरी हो जाता है।
4. **हिस्ट्रोटमी :** जब गर्भ चार महीने से ऊपर हो गया हो और किसी कारणवश उसे निकालना जरूरी हो तो पेट चीरकर बाहर निकालना पड़ता है; क्योंकि योनि-मार्ग से गर्भपात संभव नहीं होता। परंतु याद रहे, अगला गर्भाधान शीघ्र नहीं होना चाहिए।

□

11

नवजात शिशु के बारे में कुछ जानकारियाँ

बच्चों की जानलेवा बीमारियाँ

बच्चों की बीमारियों के लिए सबसे कारगर उपचार है होमियोपैथी में; यह कहना सत्य नहीं कि होमियोपैथी औषधियाँ असर नहीं करतीं। बच्चों की कुछ जानलेवा बीमारियाँ इस प्रकार हैं—

★ **रिकेट्स (बाल-अस्थि विकृति) :** बच्चों के शरीर की हड्डियाँ जब स्वाभाविक रूप से पुष्ट नहीं हो पातीं, हड्डियाँ नरम रह जाती हैं और इनकी वृद्धि रुक जाती है तो बच्चे का स्वास्थ्य दिनोदिन बिगड़ता चला जाता है और शरीर के विभिन्न तंत्रों की क्रियाएँ सुचारू रूप से नहीं होतीं। इस रोग को रिकेट्स या रैकाइटिस कहते हैं। इसमें हड्डियों में 'फॉस्फेट ऑफ लाइम' का अंश घट जाता है और पेशाब में लैक्टिक एसिड की मात्रा बढ़ जाती है। यह रोग छह महीने से लेकर ढाई-तीन वर्ष तक के बच्चों को हुआ करता है।

क्षय रोग अथवा सिफलिस (यौन रोग) से ग्रस्त माता-पिता की संतानों को होता है। गर्भावस्था में प्रसूता को बुखार, बदहजमी, रक्तहीनता होने से भी बच्चे के पोषण पर असर पड़ता है और शिशु को रिकेट्स होने की संभावना रहती है। जो महिलाएँ अधिक बच्चे जनने के कारण कमजोर हो जाती हैं, उनका स्तनपान करने से भी यह रोग होने का डर रहता है। यदि बच्चे का पालन-पोषण ऐसे घरों में, जहाँ गंदगी हो, ताजी हवा नहीं पहुँचती, धूप नहीं आती और अधिक नमी रहती हो तो

बच्चे को रिकेट्स होने का खतरा रहता है। पूरी तरह दाँत निकलने से पहले अगर बच्चों को सूजी या साबूदाना इत्यादि अधिक मात्रा में खिलाया जाता है तो यह भी बच्चों के लिए हानिकारक हो सकता है।

इस रोग के प्रारंभ होने से पहले बच्चे की पाचन-शक्ति घट जाती है, वह दुबला-पतला और कमजोर होने लगता है, नाड़ी तेज चलती है, स्वभाव में चिड़चिड़ापन आ जाता है। माथे पर अकसर पसीना अधिक आता है, हाथ-पैर गरम रहते हैं, पेशाब की मात्रा बढ़ जाती है, अकसर कब्ज रहती है और फिर अचानक दस्त आने लगते हैं। बच्चा दिन-ब-दिन सूखता जाता है, चेहरा रक्तहीन एवं फीका पड़ जाता है, मांसपेशियाँ ढीली हो जाती हैं और शरीर की त्वचा बूढ़ों की तरह सिकुड़ती जाती है, पेट बढ़ जाता है, गरदन पतली और सिर बड़ा हो जाता है। इस रोग की बढ़ी हुई अवस्था में बाँह की हड्डी, कोहनी से कलाई तक की हड्डी और घुटने से एड़ी तक की हड्डी का निचला भाग मोटा और टेढ़ा हो जाता है। कभी-कभी पैरों की हड्डियाँ व पैर धनुष की तरह टेढ़े दिखाई देते हैं। यह रोग लाइलाज नहीं है।

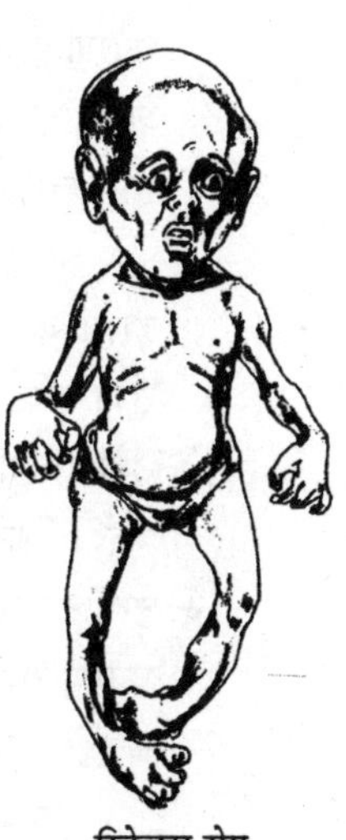

रिकेट्स रोग

उपचार हेतु बच्चे को प्रातः व सायं से पूर्व कम-से-कम तीस मिनट हलकी धूप स्नान करवाएँ। रोज कम-से-कम दो घंटे सरसों के तेल या कॉड लिवर ऑयल से मालिश करने के बाद ठंडे पानी से उसका शरीर पोंछ दें। बच्चे को बकरी का दूध पिलाना चाहिए। यदि दूध न पचे तो छेने का पानी दें। मांसाहारी हैं तो बच्चे को मीट का सूप पिलाना चाहिए। किसी डॉक्टर से उपचार करवाना जरूरी है।

★ **मैरस्मस (सूखा रोग) :** इस बीमारी के मुख्य लक्षण हैं—बच्चा खूब

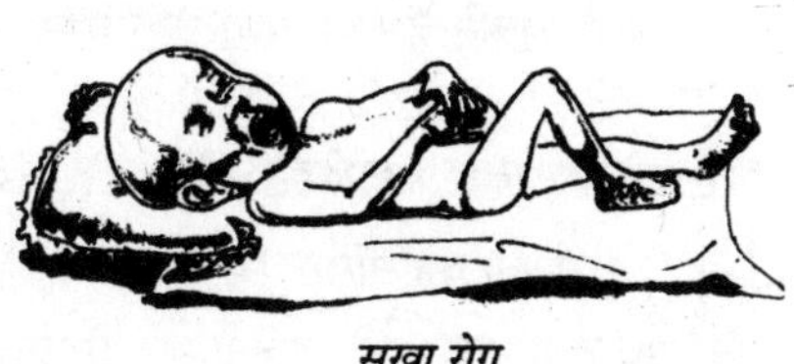

सूखा रोग

खाता है, फिर भी उसका शरीर दिनोदिन सूखता जाता है। कभी-कभी कब्ज और कभी दस्त होने लगते हैं। कभी बुखार हो जाता है, कभी-कभी शरीर का ताप बिलकुल ही कम हो जाता है। इस रोग का मुख्य कारण है, खाए हुए भोजन से पचकर जो 'अन्न-रस' तैयार होता है, वह शरीर के ऊतकों द्वारा अवशोषित नहीं होता, जिससे ऊतकों का क्षय होने लगता है।

ध्यान रखें कि शिशु को हर रोज स्वाभाविक रूप से पाखाना हो। इसमें बकरी या गधी का दूध बहुत लाभदायक होता है। फलों का रस तथा पुष्टिकर भोजन देना चाहिए। बच्चे को खुली हवा का सेवन, स्नान और विशुद्ध सरसों तेल या ओलिव ऑयल से मालिश करना कदापि न भूलें। किसी बाल-रोग विशेषज्ञ से परामर्श लें।

★ **इन्फेंटाइल लीवर (लीवर का रोग) :** प्रायः माँ के दूध में दोष के कारण यह रोग होता है। माता को अगर एसिडिटी है तो दूध पीनेवाले बच्चों को यह रोग हो जाता है।

प्रथम अवस्था में बच्चे को हर रोज रात को ज्वर आता है और प्रातः तक उतर जाता है। फिर धीरे-धीरे यह अविराम ज्वर में बदल जाता है। अकसर दवा से लाभ नहीं होता। यदि मटमैले रंग के मींगी दस्त हों और धीरे-धीरे पेशाब भी पीला होने लगे व आँखों का सफेद अंश पीला दिखने लगे तो समझ लें कि यह 'इन्फेंटाइल लीवर' का रोग है। यह रोग जब अधिक बढ़ जाता है तो पीलिया और शोथ होने से प्राणघातक हो जाता है।

उपचार के तौर पर, पहली अवस्था में दूध, बार्ली, अरारोट, हॉर्लिक्स आदि दिए जा सकते हैं। यदि पेट में पानी इकट्ठा हो जाए यानी शोथ हो जाए तो पानी और नमक बिलकुल नहीं देना चाहिए। बच्चे को शुद्ध दूध पिलाएँ, शुद्ध दूध न मिलने पर हॉर्लिक्स इत्यादि दे सकते हैं। इस रोग के दौरान बच्चे का डॉक्टरी उपचार जरूरी है।

'सिजेरियन' ऑपरेशन से डिलिवरी

गर्भवती को नॉर्मल डिलिवरी यानी स्वाभाविक प्रसव न हुआ हो तो लगभग एक वर्ष तक सावधानी बरतना जरूरी होता है। गर्भवती को कोई शारीरिक समस्या

हो तो 'सिजेरियन' विधि द्वारा प्रसव इसका बेहतर विकल्प है और यह प्रसव विधि हानिरहित सिद्ध हो चुकी है। अधिकांश महिलाएँ डॉक्टर के मुँह से 'सिजेरियन' करवाने की बात सुनकर काँप जाती हैं। जितना डर उन्हें ऑपरेशन का नहीं होता उससे अधिक ऑपरेशन के बाद होनेवाली तकलीफों और परेशानियों का होता है।

'सिजेरियन' का पहला मामला 1500 ई. में दर्ज किया गया था, इससे पूर्व गर्भवती की मृत्यु के बाद ही 'सिजेरियन' किया जाता था। इस विधि का प्रयोग इन स्थितियों में नहीं किया जाता कि गर्भवती का गर्भाशय बहुत संकुचित हो या बच्चे का मुख उलटी दिशा में हो या गर्भनाल सही स्थान पर न हो या गर्भवती को प्री-इक्लैंपिसिया हो और ऐसी स्थिति में उसके पैरों, घुटनों, हाथों आदि पर सूजन आ गई हो, वजन बढ़ गया हो और ब्लड-प्रेशर आश्चर्यजनक रूप से बढ़ गया हो। यदि गर्भवती के योनि-मार्ग में सही ढंग से फैलाव न हो रहा हो और प्रसव से पहले चौबीस घंटे से अधिक प्रसव पीड़ा हो, तो तत्काल सिजेरियन ऑपरेशन किया जा सकता है। इस बारे में डॉक्टर की राय लेनी चाहिए। इमरजेंसी में 'सिजेरियन' उस स्थिति में किया जा सकता है जब गर्भस्थ शिशु को कोई तकलीफ हो गई हो या गर्भाशय में पानी की थैली फट गई हो। सामान्य 'सिजेरियन' में लगभग पैंतालीस-साठ मिनट लगते हैं। बच्चा निकालने में लगभग दस मिनट और उसके बाद सफाई-सिलाई में करीब तीस-चालीस मिनट समय लगता है। इस प्रक्रिया में कुल समय लगभग डेढ़ घंटा लग जाता है। ऑपरेशन के दौरान स्त्री के शरीर से एक या दो यूनिट रक्त निकल जाता है और ऐसी हालत में ऑपरेशन के बाद खून देने की जरूरत पड़ जाती है।

'सिजेरियन' के बाद महिलाओं को गैस, पेट में जलन, बुखार, सिर दर्द, रीढ़ में बेहोशी का इंजेक्शन देने के कारण पीठ में दर्द, ऑपरेशन का घाव या पेट का बढ़ जाना आदि समस्याओं का सामना करना पड़ता है। बच्चे को स्तनपान कराते समय भी तकलीफ होती है। 'सिजेरियन' के बाद माँ को लगभग चौबीस दिन तक पूरा आराम मिलना चाहिए। ऑपरेशन के लिए पेट के निचले भाग में रोम पंक्ति से सटा हुआ एक तिरछा चीरा लगाते हैं। इसे 'विक्नी स्कार' कहा जाता है। इसके लिए पेट के साइड में एक खड़ा चीरा भी लगाया जाता है। ऑपरेशन के दस दिन बाद डॉक्टर के परामर्श के अनुसार चोली पहनी जा सकती है। ऑपरेशन के बाद दस-पंद्रह दिन व्यायाम कदापि न करें। डॉक्टरी सलाह के बाद ही व्यायाम शुरू करना चाहिए। कम-से-कम पैंतालीस दिनों तक कोई भारी वस्तु नहीं उठानी चाहिए। 'सिजेरियन' के बाद एक साल तक अगले बच्चे के लिए जल्दबाजी नहीं करनी चाहिए, क्योंकि घाव पूरी

तरह भरने के लिए और उसे फिर से स्वस्थ होने के लिए इतना समय जरूरी है। विशेषज्ञों की राय है कि किसी भी स्त्री को 'सिजेरियन' से तीन से अधिक बार बच्चे पैदा नहीं करने चाहिए अन्यथा खतरनाक साबित हो सकता है। यह मान्यता गलत है कि एक बार 'सिजेरियन' कराने के बाद हर बार करवाना पड़ता है। यदि और कोई समस्या न हो तो एक बार 'सिजेरियन' कराने के बाद दूसरी बार स्वाभाविक प्रसव हो सकता है। लेकिन यदि चीरा गर्भाशय की दीवार पर लगाया गया हो तो हर प्रसव 'सिजेरियन' से ही कराना होगा।

नवजात शिशु को दुग्ध-आहार

सही जानकारी के अभाव के कारण अकसर बच्चे का सही पालन-पोषण नहीं हो पाता। बच्चा गाय अथवा भैंस के दूध को पचाने में असमर्थ रहता है, जिससे उसे कै व दस्त की शिकायत रहती है, पेट में हवा भरने के कारण बच्चा रोता रहता है। शिशु के स्वास्थ्य के लिए माँ का दूध श्रेष्ठ होता है। डिब्बाबंद दूध में बच्चे के स्वास्थ्य और सही पोषण के लिए विटामिन 'ए' व 'डी' की उपयुक्त मात्रा होती है। राज्य सरकारों की दुग्ध उत्पादन संस्थानों में उपलब्ध स्टैंडर्ड दूध में 5 से 6 प्रतिशत चरबी (फैट) तथा मिश्रित दूध में 3 प्रतिशत चरबी होती है। यदि आप बच्चे के लिए गाय का दूध इस्तेमाल कर रहे हैं तो जन्म से पंद्रह दिनों तक गाय के दूध में बराबर मात्रा में शुद्ध पानी मिलाकर बच्चे को पिलाएँ। इसी प्रकार भैंस के दूध में दो भाग पानी मिलाकर बच्चे को पिलाना चाहिए। पंद्रह दिन के बच्चे को यथासंभव माँ का दूध देना चाहिए। यदि किसी कारणवश बच्चे को पाउडर दूध पिलाना मजबूरी हो तो हर संभव किसी प्रतिष्ठित निर्माता द्वारा तैयार दूध खरीदें।

एक स्वस्थ शिशु के लिए प्रतिदिन 150 मि.ली. प्रति किलोग्राम दूध की मात्रा होनी चाहिए।

प्रति खुराक दूध की मात्रा

आयु (वर्ष)	*दूध की मात्रा (मि.ली.)*
2 सप्ताह तक	60–90 मि.ली.
3 सप्ताह से 2 माह तक	120–150 मि.ली.
2 से 3 माह तक	150–180 मि.ली.
3 से 4 माह तक	180–210 मि.ली.
5 से 12 माह तक	210–240 मि.ली.

24 घंटे की खुराक

आयु (वर्ष)	*खुराकों की संख्या*
2 सप्ताह तक	6–18
2 सप्ताह से 1 माह तक	6–8
1 से 3 माह तक	5–6
3 माह से 7 माह तक	4–5
8 से 12 माह तक	3

प्रति 120 मि.ली. दूध में एक छोटा चम्मच चीनी मिलानी चाहिए। बच्चे को कब्ज की शिकायत होने पर चीनी की मात्रा दुगुनी कर देनी चाहिए। बच्चे को दूध पिलाते समय सफाई का विशेष ध्यान रखें। दूध की बोतल को प्रयोग करने से पूर्व लगभग तीन से पाँच मिनट साफ पानी में डालकर आँच पर खौलने दें, लेकिन याद रहे, रबड़ की निप्पल को आँच पर न रखें। फीडिंग बोतल साफ करने के लिए रासायनिक घोल उपलब्ध हैं, क्योंकि यात्रा के दौरान रासायनिक घोल से बोलत की सफाई करनी पड़ती है। औषधि विक्रेताओं के पास कृत्रिम दूध पिलानेवाले निप्पल होते हैं, जिससे शिशु को दूध पिलाने में सुविधा होती है तथा बच्चे को विटामिन 'सी', विटामिन 'डी' तथा लौह-तत्त्वों को उपयुक्त मात्रा में आहार के रूप में मिल जाती है। लेकिन याद रहे, यह कृत्रिम निप्पल किसी अच्छे ब्रांड की होनी चाहिए तथा इसके लिए अपने डॉक्टर का परामर्श अवश्य लेना चाहिए।

अकसर देखा गया है कि दूध की बोतल द्वारा बच्चा कई बार दो से तीन वर्ष तक दूध का सेवन करता है, जबकि बोतल का प्रयोग छह से नौ माह आयु तक किया जाना उचित है। अकसर ऐसे बच्चों की माताएँ कहती हैं कि बच्चे को बोतल से दूध पीने की आदत पड़ गई है; लेकिन समय पर यह आदत छुड़वाना जरूरी है। एक वर्ष के बच्चे को प्याले से दूध पीना चाहिए। यह आदत छुड़वाते समय बच्चा कुछ दिनों तक जिद करेगा, लेकिन माँ को घुटने नहीं टेकने चाहिए।

बच्चे के लिए गाय का दूध या अपना दूध अधिक स्वास्थ्यवर्धक है क्या? यह प्रश्न अकसर महिलाएँ पूछती हैं। वास्तव में माँ का दूध श्रेष्ठ होता है और नवजात शिशु को हर संभव अपना दूध देना चाहिए। एक स्वस्थ महिला प्रसवोपरांत लगभग दो वर्ष तक दुग्ध-उत्पादन क्षमता रखती है। माँ के दूध में पौष्टिक तत्त्व गाय के दूध की अपेक्षा बेहतर होते हैं, जो शिशु के विकास के लिए अच्छे होते हैं, जैसा कि नीचे बताया गया है—

	गाय का दूध	*माँ का दूध*
जल	87 प्रतिशत	88 प्रतिशत
प्रोटीन	3.5 प्रतिशत	1.5 प्रतिशत
शुगर	4.9 प्रतिशत	6.5 प्रतिशत
फैट	3.9 प्रतिशत	3.5 प्रतिशत
मिनरल साल्ट	0.7 प्रतिशत	0.5 प्रतिशत

प्रायः देखा गया है कि अधिकांश महिलाएँ कामकाजी होने या अन्य कारणों से अधिक समय तक शिशु को अपना दूध पिलाने में असमर्थ होती हैं। कुछ कारणों से दूध शीघ्र सूख जाता है। हर संभव बच्चे को भैंस का दूध नहीं पिलाना चाहिए, चूँकि प्रोटीन अधिक होने के कारण बच्चे के स्वास्थ्य पर बुरा असर होता है। ताजे दूध को पहले उबाल लें, फिर ठंडा करने के बाद बच्चे को देना चाहिए। अधिक चीनी शिशु के स्वास्थ्य पर दुष्प्रभाव डालती है।

'प्री-मैच्योर' प्रसव

समय से पहले पैदा होनेवाले बच्चे को सावधानी से पोषण देकर बचाया जा सकता है। वैसे भी समय पर बच्चा पैदा होने पर भी हमेशा डॉक्टर के निर्देशन में चलना ही ठीक रहता है।

सातवें महीने में जन्म लेनेवाले बच्चे अविकसित होते हैं, इसलिए अंग-दोष न होने और मस्तिष्क विकास पूर्ण होने पर भी यह बच्चा बेहद कमजोर और आकार में छोटा होता है। इसे सावधानी से पालने की जरूरत होती है। प्रायः ऐसे 'प्री-मैच्योर' बच्चों के लिए अस्पतालों में विशेष व्यवस्था होती है, जहाँ ऐसे बच्चों को 'इंक्यूवेटर' में रखकर गरमी पहुँचाई जाती है। इससे शिशु न केवल बच जाता है बल्कि कुछ दिनों में उसका विकास भी पूर्ण हो जाता है। घर में रखना हो तो बच्चे को रुई में लपेटकर गरमी पहुँचाई जाती है। सावधानी से पोषण देकर ऐसे बच्चों को बचाया जा सकता है, पर आठवें महीने में उत्पन्न बच्चे प्रायः नहीं बचते।

बच्चे का सही पोषण

याद रहे, आवश्यकता से अधिक पोषण भी बच्चे के लिए खतरनाक होता है। आप बाल-विशेषज्ञ की सलाह लेती रहें। जन्म के समय बच्चे का वजन तीन-साढ़े तीन किलोग्राम से अधिक होना कोई खुशी की बात नहीं। आगे जाकर ऐसे बच्चे

मधुमेह व मोटापे का शिकार हो सकते हैं। गर्भाशय में यदि शिशु का वजन अधिक हो तो प्रसव भी कठिन हो जाता है। बच्चे का वजन आवश्यकता से अधिक होने पर प्रसव ऑपरेशन द्वारा करवाना पड़ता है। ऐसी महिलाओं के टाँके भी जल्दी ठीक नहीं होते। गाँवों में रहनेवाली स्त्रियाँ अकसर अधिक खाती हैं तो वे श्रम भी उसी हिसाब से करती हैं। आराम के साथ ज्यादा पौष्टिक आहार लेना अपने व शिशु के स्वास्थ्य, सौंदर्य एवं शरीर को बिगाड़ना और प्रसव में जटिलता का खतरा मोल लेना है। याद रहे, गर्भवती माँ के लिए कम पोषण और जरूरत से अधिक पोषण दोनों ही स्थितियाँ ठीक नहीं। अच्छा होगा, आप डॉक्टर की राय से चलें और अपनी सही खुराक के लिए समय-समय पर जाँच के बाद 'डाइट चार्ट' भी बनवा लें।

समय-समय पर बच्चे का वजन करवाना न भूलें। जन्म के समय बच्चे का वजन तीन से साढ़े तीन किलोग्राम होता है। छह माह में वजन जन्म के वजन से लगभग दोगुना होना चाहिए तथा एक वर्ष में बच्चे का वजन जन्म के वजन से तीन गुना होना चाहिए। बच्चे का वजन बार-बार करवाना अच्छा नहीं होता। जन्म के समय, जन्म के एक सप्ताह बाद, तीन महीने के दौरान हर सप्ताह, तीन माह से छह माह के दौरान हर पंद्रह दिनों बाद तथा छह माह से एक वर्ष के दौरान हर महीने बाद बच्चे के वजन की जाँच करवानी चाहिए।

इसी प्रकार बच्चे के कद व शारीरिक माप के प्रति माता-पिता को कई बार चिंतित देखा जाता है। जन्म के समय एक स्वस्थ शिशु का कद लगभग बीस इंच होना चाहिए। जन्म के एक वर्ष बाद बच्चे के कद में लगभग दस इंच की वृद्धि होनी चाहिए। तदोपरांत, दो से पाँच वर्ष की आयु तक बच्चे का कद लगभग तीन इंच प्रति वर्ष बढ़ना चाहिए। प्रायः देखा गया है, पाँच से सात वर्ष की आयु के दौरान बच्चे के कद में थोड़ी गिरावट आती है और इन दो वर्षों में कद-वृद्धि दर लगभग ढाई इंच प्रति वर्ष होती है। जबकि सात से दस वर्ष तक प्रति वर्ष कद-वृद्धि दर में और गिरावट होने के कारण यह मात्र दो इंच प्रति वर्ष रह जाती है। प्रायः देखा गया है कि तेरह वर्ष की आयु होने पर बच्चे का कद जन्म के समय के कद से तीन गुना होता है। याद रहे, बच्चे के औसतन कद में अधिक वृद्धि या गिरावट होने का तात्पर्य यह नहीं कि वह शारीरिक रूप से अस्वस्थ है।

कई बार 'प्री-मैच्योर' प्रसव के कारण बच्चे के सिर का आकार छोटा रहता है, अकसर ऐसे बच्चों को मंदबुद्धि या बुद्धिहीन देखा गया है। बच्चे के सिर का सही आकार इस प्रकार होना चाहिए—

जन्म के समय घेरा	13 से 14 इंच
6 माह में घेरा	लगभग 16 इंच
1 वर्ष में घेरा	लगभग 18 इंच
3 वर्ष में घेरा	लगभग 19 इंच
6 से 8 वर्ष में घेरा	लगभग 20 इंच
10 से 15 वर्ष में घेरा	लगभग 21 इंच

तीन वर्ष की आयु तक बच्चे के दाँत अस्थायी होते हैं। जन्म के समय बच्चे के मुख में दाँत नहीं होते। छह से सात माह की आयु में पहला दाँत निकलता है। दस माह में बच्चे के मुख में बीच के दाँत प्रकट होने लगते हैं। एक से सवा वर्ष के दौरान चबानेवाला प्रथम दाँत प्रकट होता है तथा दो से तीन वर्ष के दौरान चबानेवाले सभी दाँत निकल आते हैं।

छह वर्ष की आयु में प्रायः स्थायी दाँत आने लगते हैं। चबानेवाला प्रथम दाँत इस आयु के दौरान निकल आता है। बारह से सोलह वर्ष की आयु के बीच लगभग सभी स्थायी दाँत आ जाते हैं। एक बच्चे के मुँह में कुल बीस अस्थायी दाँत और वयस्क के मुँह में बत्तीस दाँत उत्पन्न होते हैं।

प्रत्येक महिला के लिए यह भी जानना जरूरी है कि बच्चा—

★ छह सप्ताह में चेहरे पर मुसकान लाना प्रारंभ करता है।
★ तीन माह की आयु में प्रायः अपना सिर उठाने लगता है।
★ छह माह के दौरान अकसर बैठने का प्रयत्न करता है, लेकिन ऐसी अवस्था में उसे सहारा देना पड़ता है।
★ सात माह में प्रायः स्वयं बैठना शुरू करता है, लेकिन ऐसी अवस्था में उसे सहारे की आवश्यकता होती है।
★ पाँच से छह माह के दौरान किसी वस्तु को देखकर उसे पाने की कोशिश करता है।
★ छह से सात माह में किसी वस्तु को एक हाथ से पकड़कर दूसरे हाथ में लेने का यत्न करता है।
★ आठ से दस माह में रेंगने लगता है।
★ दस से ग्यारह माह में रेंगते हुए एक स्थान से दूसरे स्थान पर सरकने लगता है।
★ नौ माह में किसी वस्तु को पकड़कर खड़ा हो जाता है।

★ दस से ग्यारह माह के बीच बिना सहारे के खड़ा होने लगता है।

★ एक वर्ष होने पर किसी वस्तु को पकड़कर चलना प्रारंभ करता है।

★ तेरह माह में बिना सहारा लिये चलने लगता है।

★ एक वर्ष में एक शब्द बोलने लगता है।

★ तेरह माह में एक साथ दो या तीन शब्द बोलने का अभ्यास करता है।

★ पंद्रह से अठारह माह के दौरान दो या तीन शब्दों का पूरा वाक्य बोलने लगता है।

★ तेरह माह में स्वयं चम्मच से खाने लगता है।

★ डेढ़ वर्ष में सीढ़ियाँ चढ़ने का अभ्यास करता है।

★ पंद्रह से अठारह माह के दौरान जूते व मोजे (जुराबें) स्वयं उतार लेता है।

★ दो वर्ष का होने पर अपनी जुराबें व जूते स्वयं पहन लेता है।

★ दो वर्ष में अपने वस्त्र स्वयं उतारने में समर्थ होता है।

★ तीन से चार वर्ष के बीच वस्त्र स्वयं पहनने लगता है।

★ तीन वर्ष का होने पर ट्राई-साइकिल चलाने लगता है।

★ तीन वर्ष का होने पर अपने शरीर के अंगों की जानकारी रखता है।

बच्चे के स्वास्थ्य के लिए समय-समय पर टीके लगवाना जरूरी होता है, इसके लिए आप अपनी डॉक्टर से परामर्श लें। बच्चों के लिए प्रायः बी.सी.जी., चेचक, स्माल पॉक्स, पोलियो, ट्रिपल (डी.पी.टी.), मीजल्स, मंप्स, रूबेला, एम.एम.आर., टायफॉइड, हैजा और इन्फ्लुएंजा के टीके लगवाने जरूरी होते हैं। इसके लिए पूरी जानकारी अपने डॉक्टर से लें।

बच्चे का बिस्तर पर पेशाब करना

अकसर दो वर्ष का होने पर बच्चा बिस्तर में पेशाब करना बंद कर देता है, लेकिन यदा-कदा रात्रि के समय बिस्तर पर पेशाब करने की आदत (एंयूरेसिस) नहीं छूटती। बच्चा बिस्तर अथवा वस्त्रों में पेशाब कर दे तो माँ को उसे डाँटना या कोसना नहीं चाहिए, बल्कि प्यार से समझाना चाहिए। ऐसी हालत में बच्चा शर्मिंदा होकर बिस्तर पर पेशाब करने की आदत छोड़ देगा। यहाँ कुछ सुझाव इस प्रकार हैं—

★ रात को सोने से पहले बच्चे को तरल पेय न दें।

★ बच्चे को उसकी इस हरकत पर डाँट-डपट नहीं करनी चाहिए।

★ सोने से पहले बच्चे को पेशाब करवाना न भूलें।

★ यदि बच्चे ने बिस्तर गीला न किया हो तो उसकी सराहना करें या उपहारस्वरूप उसे कुछ देना चाहिए। इससे बच्चे के आत्मविश्वास में वृद्धि होगी।

जोड़ों में सूजन और शरीर पर दाने व छाले होना

कंजेनिटल सिफलिस रोग के लक्षण प्रतीत होते हैं। यदि माँ इस यौन रोग से पीड़ित है तो होनेवाले बच्चे पर कुप्रभाव पड़ता है। 'कंजेनिटल सिफलिस' से पीड़ित माँ का बच्चे पर कुप्रभाव पड़ता है। इस यौन रोग से ग्रस्त माँ को गर्भ रहने पर पहली बार गर्भावस्था के दौरान शीघ्र गर्भपात हो जाता है, जबकि दूसरी बार गर्भ रहने पर गर्भपात देरी से यानी चार-पाँच महीने बाद होने का डर रहता है और तीसरी बार गर्भ रहने पर गर्भपात नहीं होता, पर बच्चा पैदा होते समय मर जाता है। चौथी बार ऐसी स्त्रियों के गर्भाशय से पैदा हुआ बच्चा जीवित तो रहता है, लेकिन यह यौन रोग साथ लेकर आता है। इस रोग का उपचार कठिन होता है। कंजेनिटल रोग से ग्रस्त बच्चे की नाक बहती रहती है, शरीर पर दाने निकल आते हैं और शरीर के जोड़ों में सूजन आने लगती है। जरा सा भी शक होने पर इस रोग की तुरंत जाँच करवानी चाहिए।

बच्चे की देखभाल

बच्चे को बाँहों में भरकर रखें, जिससे उसके शरीर को गरमाहट मिल सके। बच्चे को गोद में लेकर पीठ को सहारा देना जरूरी होता है। बच्चे को उठाते समय उसका सिर नहीं झूलना चाहिए।

रात को बच्चे को सीधा पीठ के बल नहीं सुलाना चाहिए। बच्चे को शांत वातावरण में नरम बिस्तर पर एक दिशा में सुलाना चाहिए। बच्चे के पेट में दूध पीने से अकसर गैस भर जाती है। दूध पिलाने के बाद शिशु को कंधे पर लिटाकर पीठ थपथपाने से शरीर के अंदर की गैस निकल जाती है और दूध हजम हो जाता है। बच्चे को नींद भी अच्छी आती है। शिशु के पेट में गैस भरी हो तो वह अपनी टाँगें पेट के निकट लाकर हवा में छोड़ने की चेष्टा करता है। बच्चे के पाँवों को पकड़कर इस क्रिया को दोहराने से बच्चे को आनंद का अहसास होता है।

बच्चे का लगातार रोना

हर माता रात के समय चैन की नींद सोना चाहती है। बच्चे के रोने के अनेक कारण हो सकते हैं। बच्चा भूखा हो, प्यासा हो, स्तनपान सही ढंग से नहीं करवाया गया हो, थकान के बाद सोया हो, दाँत निकल रहे हों, पेशाब से उसके वस्त्र गीले हो गए हों, बच्चे को रोने की आदत हो, बच्चा अस्वस्थ हो और पेट में दर्द हो आदि मुख्य कारण होते हैं। माँ को वास्तविक कारण जानने की कोशिश करनी चाहिए।

शिशु की अस्वस्थता

आप इन बातों की ओर विशेष ध्यान दें, जब आपका बच्चा—

★ खाने या दूध पीने से इनकार करे।

★ बिना कारण के रोने लगे।

★ उसे उलटी आती हो।

★ उसका शरीर गरम हो।

★ लगातार खाँसने लगे।

★ सुस्त दिखाई दे या बेहोशी की हालत में हो।

★ चिड़चिड़ापन दिखाई दे।

★ दस्त आने लगें।

★ पेट दर्द के लक्षण प्रतीत हों।

★ त्वचा पर खराश होने लगे।

★ नाक बहने लगे।

★ आँखों में पीलापन दिखाई देता हो।

★ बच्चे को श्वास लेने में कठिनाई होती हो।

★ पाँवों या आँखों के आस-पास सूजन हो।

★ पेशाब में खून आता हो।

★ कब्ज रहती हो।

★ बेहतर होगा, इन परिस्थितियों में तुरंत डॉक्टर से परामर्श करें।

शिशु को रोगों से बचाएँ

बच्चों में कुछ रोग भी ऐसे होते हैं, जिनसे बचाव के लिए टीके लगवाए जा सकते हैं। असावधानी बरतने से अकसर हर वर्ष अनेक बच्चों की मृत्यु हो जाती है।

टीका लगवाने से ऐसे रोगों से शिशु की रक्षा संभव है। टीके लगवाकर प्राय: टिटनेस, पोलियो, काली खाँसी, डिफ्थीरिया, खसरा (मीजल्स), तपेदिक, मिआदी बुखार, हैजा, जर्मन मीजल्स, हेपेटाइटिस, चेचक आदि से छुटकारा पाया जा सकता है। इनमें से बच्चों को लगानेवाले टीके टिटनेस, काली खाँसी, डिफ्थीरिया, पोलिया, तपेदिक तथा मीजल्स मुख्य हैं—

1. **टिटनेस :** इस रोग में जबड़े की मांसपेशियाँ जकड़ जाने से मुँह नहीं खुलता, पूरा शरीर अकड़ जाता है तथा अंत में शरीर में झटके आने लगते हैं। इस रोग में किसी प्रकार की चोट लग जाने से शरीर में विष फैल जाता है।
2. **काली खाँसी :** यह रोग अधिकतर पाँच महीने से छह वर्ष तक के बच्चों में होता है। इस रोग में खाँसते समय बच्चे का मुँह लाल, उलटी और श्वास तक रुक जाने का डर रहता है। बच्चे के दिमाग पर बुरा प्रभाव पड़ता है, मृत्यु तक हो सकती है।
3. **डिफ्थीरिया :** इस रोग में बच्चे के गले में एक जाली सी बन जाती है तथा श्वास लेने में रुकावट पैदा हो जाती है। यह एक खतरनाक रोग है।
4. **पीलिया :** नवजात शिशुओं में पीलिया बड़े बच्चे से भिन्न होता है। पीलिया की पहचान त्वचा, आँखों तथा पेशाब के पीलेपन से की जाती है। पेशाब का गाढ़ा पीले रंग का होना इस रोग का पहला लक्षण होता है। नवजात शिशु में पीलिया की पहचान के लिए प्रतिदिन उसे धूप में लिटाकर ध्यान से देखना चाहिए। जरा भी संदेह होने पर डॉक्टरी सलाह लें। थोड़ा समय बीत जाने पर समस्या गंभीर हो जाती है। प्राय: देखा गया है कि जन्म के एक सप्ताह के भीतर लगभग साठ प्रतिशत बच्चों में पीलिया का हलका सा प्रभाव होता है। पीलिया के उपचार में इस बात का काफी महत्त्व होता है कि पीलिया कब देखा गया : जन्म के बाद पहले 24 घंटों में, माँ के द्वारा प्रसारित रोग, माँ द्वारा खाई गई कुछ दवाओं के प्रभाव से, माँ की संक्रामक बीमारियों से, आर.एच. ब्लड ग्रुप की समस्या द्वारा, दूसरे-तीसरे दिन का पीलिया—सामान्य पीलिया, तीसरे-चौथे दिन के बाद का पीलिया—संक्रामक रोगों अथवा सेप्टीसीमिया तथा एक सप्ताह बाद देखा गया पीलिया—जिगर के रोगों अथवा अन्य रोगों से।

जैसा ऊपर बताया गया है कि साठ प्रतिशत बच्चों में जन्म के दूसरे-तीसरे दिन हलका सा पीलिया देखा जाता है, यह चौथे दिन तक बढ़ता है और सातवें दिन कम हो जाता है। जन्म के बाद शिशु का जिगर काम करने में सक्षम नहीं होता, इसलिए पीलिया का थोड़ा प्रभाव आ जाता है। जैसे ही जिगर की कार्य क्षमता बढ़ती है, पीलिया अपने आप ठीक हो जाता है। इस समय उपचार की विशेष आवश्यकता नहीं होती, केवल बच्चे को निगरानी में रखना चाहिए। उसे माँ के दूध के अलावा उबले पानी में चीनी मिलाकर पिलाएँ। प्रायः एक सप्ताह में पीलिया चला जाता है। यदि ऐसा न हो तो डॉक्टर की सलाह लें। शिशु को सुबह व शाम हलकी धूप में लगभग पाँच मिनट केवल लँगोट पहनाकर धूप दिखाएँ, लेकिन आँखों को ढककर रखें।

प्रतिरक्षात्मक टीके

टिटनेस, डिफ्थीरिया तथा काली खाँसी के टीके इंजेक्शन द्वारा लगाए जाते हैं। इन्हें डी.पी.टी. या ट्रपल बैक्सीन कहते हैं। पोलियो का टीका तीन बूँद मुँह में डालकर पिलाया जाता है। पोलियो तथा डी.टी.पी. की खुराक एक साथ ही दी जाती है। टीके डॉक्टर के परामर्श के अनुसार ही लगवाने चाहिए।

टीके का नाम	*टीका लगवाने की आयु*
टिटनेस, डिफ्थीरिया तथा काली खाँसी	3–4 महीने (प्रथम टीका)
	½ से 6 महीने (दूसरा टीका)
	10 से 12 महीने (तीसरा टीका)
पोलियो (तीन बूँद)	3–4 महीने (प्रथम खुराक)
	4½ से 6 महीने (दूसरी खुराक)
	10–12 महीने (तीसरी खुराक)
मीजल्स	15–24 महीने (केवल एक टीका)
डिफ्थीरिया, टिटनेस तथा पोलियो	4 से 4½ वर्ष (बूस्टर टीका)
टी.बी. (बी.सी.जी.)	1 माह के बाद कभी भी
जर्मन मीजल्स	10 वर्ष के बाद केवल लड़कियों को

बच्चों में कैंसर व एड्स

कैंसर बड़ों की अपेक्षा बच्चों में बहुत कम होता है। सर्वेक्षणानुसार विश्व

में कैंसर के रोगियों में केवल 5 प्रतिशत ही बच्चे हैं। कैंसर किसी भी आयु के बच्चे को हो सकता है; लेकिन एक वर्ष से कम आयु के बच्चों को कैंसर बहुत कम होता है। बच्चों में कैंसर की पहचान शुरुआती अवस्था में हो जाने से उपचार देकर इसे समूल नष्ट करना संभव होता है। न्यूरोप्लास्टोमा नामक कैंसर की पहचान एक वर्ष से कम आयु में हो जाने से इसके ठीक होने की संभावना 90 प्रतिशत से भी अधिक होती है; लेकिन अन्य प्रकार के कैंसर शरीर में शीघ्र फैल जाते हैं और इनका उपचार करना कठिन होता है। बच्चों में होनेवाले कैंसर को प्रायः दो भागों में बाँटा जाता है—

1. रक्त कैंसर (ब्लड कैंसर) : लगभग 30-40 प्रतिशत रोगी
2. ठोस अंगों का कैंसर (सॉलिड कैंसर) : लगभग 60-70 प्रतिशत रोगी

रक्त कैंसर में बच्चों में खून की कमी, कमजोरी, रक्तस्राव, बुखार, हड्डियों और जोड़ों में दर्द, तिल्ली और जिगर के बढ़ने, गरदन में गिल्टी जैसे लक्षण प्रकट होते हैं। बच्चों में ठोस अंगों के कैंसर में मस्तिष्क की रसौली (ब्रेन ट्यूमर), बेहोश होने, लगातार सिर दर्द, कमजोरी, प्रातः कै होना, हाथ या पैर का काम न करना और आँख टेढ़ी होना आदि लक्षण प्रकट होते हैं। इसके अतिरिक्त बच्चों में मांसपेशियों में कैंसर (रैब्डोमायोसरकोमा), गुरदे का ट्यूमर (विल्मस ट्यूमर), जिगर का ट्यूमर (हिपैटोब्लास्टोमा), सिंपैथेटिक गैग्लीयोन का ट्यूमर (न्यूरोब्लास्टोमा), नेत्र कैंसर (रिटनोब्लास्टोमा) और जर्म्स सेल ट्यूमर भी देखे जाते हैं। अंगों के कैंसर में शरीर के किसी भाग में गिल्टी या गाँठ हो सकती है। पेट की गाँठ होने पर पेट फूल सकता है और मल-मूत्र त्यागने में कष्ट होता है। उपचार हेतु प्रायः कीमो थैरेपी, रेडिएशन थैरेपी और सर्जरी का सहारा लेना पड़ता है।

बच्चों में एड्स की बीमारी एच.आई.वी. 1 नामक वायरस से होती है। यह वायरस सी.डी. फारे + टी. लिंफोसाइट में संक्रमण कर उनकी संख्या को कम करके शरीर में रोग निरोधक शक्ति को समाप्त कर देता है। बच्चों में एच.आई.वी. संक्रमित रक्त एवं तरल पदार्थों के द्वारा फैलता है। माँ के द्वारा बच्चों में एड्स का फैलना देखा जा रहा है। गर्भावस्था के दौरान माँ के खून में एच.आई.वी. 1 पॉजिटिव होने पर यह रोग शिशु पर असर कर जाता है। नवजात शिशु को पैदा होने के बाद बारह घंटे के अंदर दवा देनी जरूरी है, क्योंकि चौबीस घंटे के बाद दवा देने से एड्स से बचाव संभव नहीं होता। शिशु में एड्स फैलने का प्रमुख कारण दूषित रक्त है। यह रोग दूषित रक्त व इंजेक्शन लगाने से फैलता है। इसके मुख्य लक्षण

जिगर, तिल्ली, लसीका ग्रंथियों का बढ़ना, साँस फूलना, मुँह में छाले, कान में मवाद आना और खाँसी आदि हैं।

दो वर्ष के बच्चों के वजन की सामान्य तालिका

आयु	*लड़का* (वजन कि.ग्रा.)	*लड़की* (वजन कि.ग्रा.)
जन्म के समय	3.4	3.37
तीसरा महीना	5.72	5.62
सातवाँ महीना	7.58	7.26
नौवाँ महीना	9.07	8.71
बारहवाँ महीना	10.07	9.75
पंद्रहवाँ महीना	10.75	10.43
अठारहवाँ महीना	11.43	11.11
दो वर्ष	12.56	12.29

दो वर्ष के बच्चों में ऊर्जा की आवश्यकता

आयु	*ऊर्जा (कि.ग्रा. वजन)*
3 माह	120
3–5 माह	115
6–8 माह	110
9–11 माह	105
एक वर्ष	112
एक से दो वर्ष	1360

□□□